Rosalinda Gutiérrez Hernández (Ed.)
Blanca P. Lazalde Ramos
Claudia A. Reyes Estrada

Plantas Medicinales: usos y propiedades terapéuticas

Rosalinda Gutiérrez Hernández (Ed.)
Blanca P. Lazalde Ramos
Claudia A. Reyes Estrada

Plantas Medicinales: usos y propiedades terapéuticas

CA-UAZ-175. Farmacología en Biomedicina Molecular

Editorial Académica Española

Impressum / Aviso legal

Bibliografische Information der Deutschen Nationalbibliothek: Die Deutsche Nationalbibliothek verzeichnet diese Publikation in der Deutschen Nationalbibliografie; detaillierte bibliografische Daten sind im Internet über http://dnb.d-nb.de abrufbar.
Alle in diesem Buch genannten Marken und Produktnamen unterliegen warenzeichen-, marken- oder patentrechtlichem Schutz bzw. sind Warenzeichen oder eingetragene Warenzeichen der jeweiligen Inhaber. Die Wiedergabe von Marken, Produktnamen, Gebrauchsnamen, Handelsnamen, Warenbezeichnungen u.s.w. in diesem Werk berechtigt auch ohne besondere Kennzeichnung nicht zu der Annahme, dass solche Namen im Sinne der Warenzeichen- und Markenschutzgesetzgebung als frei zu betrachten wären und daher von jedermann benutzt werden dürften.

Información bibliográfica de la Deutsche Nationalbibliothek: La Deutsche Nationalbibliothek clasifica esta publicación en la Deutsche Nationalbibliografie; los datos bibliográficos detallados están disponibles en internet en http://dnb.d-nb.de.
Todos los nombres de marcas y nombres de productos mencionados en este libro están sujetos a la protección de marca comercial, marca registrada o patentes y son marcas comerciales o marcas comerciales registradas de sus respectivos propietarios. La reproducción en esta obra de nombres de marcas, nombres de productos, nombres comunes, nombres comerciales, descripciones de productos, etc., incluso sin una indicación particular, de ninguna manera debe interpretarse como que estos nombres pueden ser considerados sin limitaciones en materia de marcas y legislación de protección de marcas y, por lo tanto, ser utilizados por cualquier persona.

Coverbild / Imagen de portada: www.ingimage.com

Verlag / Editorial:
Editorial Académica Española
ist ein Imprint der / es una marca de
OmniScriptum GmbH & Co. KG
Heinrich-Böcking-Str. 6-8, 66121 Saarbrücken, Deutschland / Alemania
Email / Correo Electrónico: info@eae-publishing.com

Herstellung: siehe letzte Seite /
Publicado en: consulte la última página
ISBN: 978-3-659-09871-0

"Plantas Medicinales: usos y propiedades terapéuticas"

ÍNDICE

INTRODUCCIÓN

Hoy en día la fitoterapia o mejor conocida como "la terapéutica con las plantas", es la ciencia que estudia la utilización de los productos de origen vegetal con finalidad terapéutica, ya sea para prevenir, atenuar o curar un estado patológico. La integración del uso de productos naturales en la terapéutica tiene no solo una base histórica, sino que ambas comparten una base química, radicada en la estructura de los principios activos, independientemente de que sean de origen natural o sintético. Una cantidad importante de fármacos empleados actualmente en la terapéutica de las enfermedades deriva de productos naturales de manera directa o indirectamente, ya que muchos de los principios activos fueron aislados de las plantas para posteriormente ser sintetizados en laboratorio. El efecto curativo va a depender de diversas características químicas en los principios activos, como lo son los grupos funcionales, tipos de enlaces, grado de liposolubilidad o hidrosolubilidad y tamaño de la molécula, características importantes para poder relacionarlas con el tipo de interacción que tendrán frente a las biomoléculas que en conjunto mantienen la función normal o patológica del organismo. La fitoterapia esta además apoyada por una rama importante de la farmacología, la farmacometría que está dedicada a estudiar las reacciones medibles entre la cantidad de fármaco administrado y la respuesta biológica obtenida mediante tal principio activo, es decir, estudia la relación dosis-respuesta. En el caso de los extractos de plantas, estos contienen una gran cantidad de compuestos los cuales juntos se consideran como un fitomedicamento.

Una gran cantidad de plantas se encuentran aún en estudio, como es el caso del *Psidium guajava L*, *Brugmansia arbórea*, *Rosmarinus officinalis* y *Annona muricata*, recursos naturales que poseen una gran variedad de compuestos que han mostrado alto efecto terapéutico.

CAPITULO I:

"EVALUACIÓN DEL EFECTO HIPOGLUCÉMICO DE LA HOJA DE GUAYABO (*Psidium guajava L.*)"

Sharon Andrea Chávez García.
Thalia Sinahí García Herrera.
Hilda Maleni Román Chávez.
Ana María Romero Quintero.
Oscar Torres Troncoso.
Alejandra Benites E.
Ulisses Miguel Escobar Menchaca.
Miguel Ángel García Luna.
Lourdes Melendrez Delgadillo.
Juan Antonio Navarro Zorrilla.
María Maricela Sarellaño Castañeda.

El guayabo es un árbol que puede alcanzar de 10 a 15 metros de altura aproximadamente (figura 1), con el tronco de hasta 20 cm de diámetro recubierto por una corteza de color marrón grisáceo que se desprende en delgadas escamas. Las hojas son simples, coriáceas, opuestas, de oblongo-elípticas a ovaladas, enteras, de 7-15 cm de longitud y 4-6 cm de ancho. El fruto alcanza de 4 – 10 cm de diámetro. Tiene una baya en forma de pera globosa y es cultivada a través de los trópicos, siendo abundante en áreas de pastoreo y en matorrales de áreas secas [Rivera AE. 2003]. La droga está constituida principalmente por las hojas, aunque ocasionalmente se origina también los frutos, la corteza, la raíz y el tallo [Portillo A. 2001].

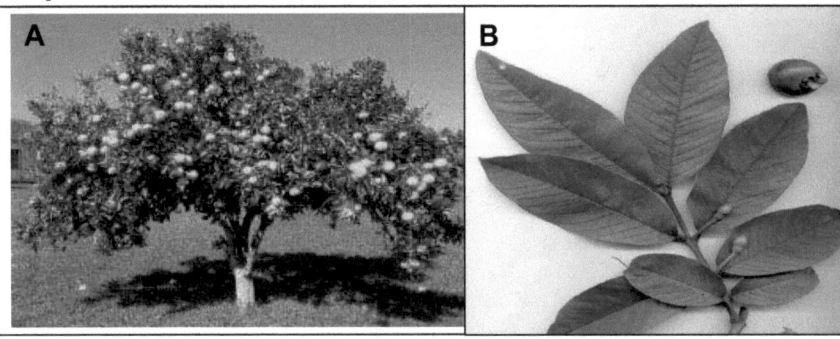

Figura 1. Panel A: Árbol de Guayabo *(Psidium Guajava L)*. Panel B: hoja de Guayabo *(Psidium Guajava L)*. *Tomadas de:*
https://www.google.com.mx/url?sa=i&rct=j&q=&esrc=s&source=images&cd=&cad=rja&uact=8&ved=0CAcQjRxqFQ
oTCMnh-
sHwccCFUsUkgodwFAIOg&url=http%3A%2F%2Fwww.sabelotodo.org%2Fagricultura%2Ffrutales%2Ftoronja.html
&ei=_DHbVZrzBMv-yQTxmKfQBw&psig=AFQjCNGEFMdkNI5l5SvJfrgK_BeeW6eV6w&ust=1440514940448003.
Recuperación en día 24 de agosto del 2015.

Clasificación Taxonómica [Comas R. 2014]

- Reino: Plantae
- Subreino: Spermatophyta
- División: Magnoliophyta
- Clase: Magnoliopsida
- Subclase: Rosidae
- Orden: Mirtales
- Familia: Myrtaceae
- Subfamilia: Mirtoideae
- Género: *Psidium*
- Especie: *guajava*
- Descriptor: Linneo (L.)
- Nombre binomial: *Psidium guajava L.*

Distribución: Es una especie originaria de América tropical, que se encuentra distribuida por África tropical, India y Sudeste Asiático, cultivándose incluso en regiones templadas. En nuestro país se encuentra de manera silvestre desde el sur de Tamaulipas, este de San Luis Potosí, sur de Zacatecas, norte de Puebla hasta Veracruz y la península de Yucatán en el vientre del Golfo; y de Sonora hasta Chiapas en la vertiente del Pacifico [Amador GJ et al 2005]. Es común a la orilla de caminos y cerca de casas, habita en climas cálido, semicálido, semiseco, seco y templado [Becarín MA. 1998].

En América hay aproximadamente 140 especies del género *Psidium*. México es el segundo país productor de guayaba a escala mundial con 20,000 hectáreas plantadas [Calvillo T. 2009]. Dentro del comercio agrícola en nuestro estado Zacatecano se produce gran cantidad de este fruto, siendo Jalpa el municipio más productivo del estado. El desarrollo de esta especie requiere de lugares con temperaturas entre 16-34°C además de lluvias de mil a mil ochocientos milímetros al año [Torres A. 2014].

El árbol de guayabo (*Psidium guajava L.* de la familia Mirtáceas) es proveniente de Mesoamérica. En el País de México, las hojas de guayabo se usan como plantas medicinales desde tiempos remotos; se encuentra presente en la herbolaria indígena desde hace quinientos años [Rivera AE. 2003]. Fue propagada por los españoles y portugueses a todos los trópicos del mundo naturalizándose con ayuda del medio ambiente. Constituye un cultivo importante en todos los trópicos y subtrópicos del mundo [Amador GJ et al 2000]. Las hojas de guayabo se han utilizado en nuestro País con fines medicinales desde épocas muy remotas. Antiguamente esta planta recibió el nombre náhuatl de "xalxocotl" es decir de cáscara dura y ácida (xócotl) y arenoso (xalli) debido a su abundante contenido de semillas pequeñas, parecidas a la arena [Rivera AE. 2003].

Usos Farmacológicos: *Efecto hipoglucemiante*: El extracto etanólico de *Psidium guajava L.* inhibe la enzima alfa-glucosidasa in vitro, reduciendo la elevación postpandrial de glucosa en sangre y mejora la hiperglicemia en modelos ratones. [Poliukhovich GS et al. 2008] Además los extractos de las hojas inhiben la glicación de proteínas en pacientes diabéticos, también se produce un efecto hipoglucemiante

3

de diabetes tipo 2 en ratones, por un mecanismo de inhibición de la proteína tirosin-fosfatasa 1B [Oh WK et al. 2005]. *Efecto antimicrobiano*: Estudios científicos han comprobado que los flavonoides presentes en la hoja de guayabo inhiben el crecimiento in vitro de *Staphylococcus aureus, Escherichia coli, Pseudomonas aeruginosa* y *Candida albicans*, entre otros [Cáceres A. et al, 1993]. *Efecto en la movilidad intestinal:* El extracto metanólico y en la infusión de la hoja de guayabo se encuentra un flavonoide llamado quercetina. Este activo actúa como antagonista del Ca^{2+}, inhibiendo su incorporación en la fibra muscular lisa intestinal, de manera que hay una disminución temporal del peristaltismo [Morales MA. 1994]. *Efecto sedante*: El óxido de cariofielo y el β–selineno, obtenidos del extracto hexánico, potencian el sueño barbitúrico y aumenta la latencia a las convulsiones al ser inyectados intraperitonealmente en los modelos murinos correspondientes [Meckes M. et al, 1966]. *Efecto antioxidante*: El compuesto activo "quercetina", posee propiedades antioxidantes y de captador de radicales libres, inhibiendo la peroxidación lipídica y la oxidación en la membrana mitocondrial [Poliukhovich GS. et al, 1991]. *Otros efectos:* El extracto acuoso de las hojas tiene efecto estabilizador de la membrana eitrocítica in vitro [Chikezie PC et al. 2011]. Además mejora los niveles de triglicéridos y colesterol en modelos de ratones en tejido hepático, mejorando el balance del perfil lipídico [Deguchi Y et al. 2010]. El extracto de la hoja de guayabo en dosis de 50 a 800 mg/Kg presenta el efecto hipoglucemiante en ratas y ratones [Ojewle JA. Et al. 2005].

Información Fitoquímica: En las hojas de guayabo se encuentran los siguientes compuestos: Alcaloides, Flavonoides (Quercetina, evicularina, guaijaverina, quercetina-3-arabinósido, quercetina aglicona), Glicósidos (Guajavarina, isoquercetina, hiperina, quercetina 3-O-gentobiósido), Terpenos (óxido de cariofileno, β-selineno, escualeno, selin-11-en-4α-ol), Ácidos triterpenoides (Cratególico, guaijavólico, oleanólico, ursólico), Alcoholes sesquiterpénicos, Taninos (ácido elágico), Saponinas, Ácidos orgánicos y Proteínas [Osuna T et al 2005].

Toxicidad: Las hojas presentan compuestos tóxicos tales como: los ácidos gálico, hidrociánico, el sesquiterpeno limoneno y el compuesto fenólico pirocatecol [Osuna T et al 2005]. En las ratas se ha presentado toxicidad en dosis de 5g/kg [Botanical 2015].

Métodos de extracción: Los métodos de extracción son importantes para la obtención de aceites esenciales que son sustancias que se encuentran en numerosas plantas. Estos pueden ser extraídos de diferentes partes de las plantas como hojas, tallos, flores, raíces y frutos. Estos aceites son compuestos heterogéneos de terpenos, sesquiterpenos, ácidos, esteres, fenoles, lactonas; que generalmente son separables por métodos químicos o físicos, como la destilación, la refrigeración, la centrifugación [Peredo L. et al 2009].

Maceración: este es un procedimiento para extraer los principios activos de la planta. Puede utilizarse agua, alcohol, vino o aceite. La planta se debe limpiar muy bien, desmenuzar, triturar, picar, trocear o machacar antes de ponerla en remojo. Se coloca la cantidad de planta indicada en un envase y se le agrega el solvente. Se deja bien tapado durante períodos que pueden ir de 24hr a 2 semanas, según sea necesario; se agita periódicamente la maceración para favorecer la extracción de los principios activos. Transcurrido el tiempo necesario se pasa por un colador, paño o lienzo, se exprime el residió, se filtra con papel filtro y se guarda herméticamente tapado. La maceración en agua debe ser por tiempo corto, para evitar fermentación o formación de moho [Fonnegra R. et al 2007]. Hay dos métodos de maceración con respecto a la temperatura, maceración en frio, consiste en macerar la materia prima en un disolvente dentro de un recipiente que cubra totalmente la materia prima, este proceso se lleva a cabo en un periodo largo de tiempo dependiendo de la planta utilizada. Maceración con calor consiste en poner las dos fases, el producto a macerar y el solvente, aquí se emplea la variación de la temperatura ya que al utilizar calor se acelera el proceso de extracción, cabe mencionar que hay una desventaja, ya que al utilizar calor se destruyen algunas propiedades de la esencia del producto [Fernaroli 1975].

Destilación simple: es un proceso que consiste en calentar un líquido hasta que sus componentes más volátiles pasan a la fase de vapor y, a continuación, enfriar el vapor para recuperar dichos componentes en forma líquida por medio de la condensación (figura 2). El objetivo principal de la destilación es separar una mezcla de varios componentes aprovechando sus distintas volatilidades, o bien separar los materiales volátiles de los no volátiles. Para poder realizar la separación de una mezcla en sus componentes por destilación, es necesario que los puntos e ebullición sean distintos; la facilidad y eficiencia de la separación depende de la magnitud de esta diferencia [Guarnizo A. et al 2008].

Tanto para una destilación fraccionada como para una destilación simple puede emplearse un aparato de destilación simple, es decir, un aparato sin columna de fraccionamiento. Independientemente del aparato, una destilación simple solo puede llevarse a cabo cuando se destila una sustancia pura [Durst HD y Gokel GW 2007]. Cuando se calienta una mezcla de líquidos hasta cerca de su punto de ebullición, la evaporación se verifica rápidamente y el vapor deja la fase liquida en grandes cantidades; el vapor se hace pasar por un tubo especial que se denomina refrigerante o condensador, el cual se mantiene a más baja temperatura que el del vapor debido al flujo de agua por la parte externa del tubo. En esta forma el vapor se condensa suavemente y puede recogerse enriquecido con el componente más volátil. El líquido a destilar se le denomina *destilando;* el líquido remanente, es decir, el queda después de ser destilado se denomina *residuo* y el líquido que se recoge se le llama *destilado* [Guarnizo A. et al 2008].

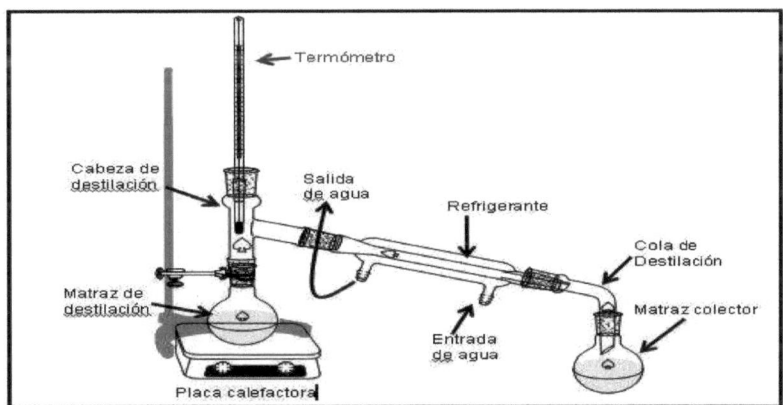

Figura   2.   Equipo   de   destilación   simple.   Tomada   de:
https://www.google.com.mx/url?sa=i&rct=j&q=&esrc=s&source=images&cd=&cad=rja&uact=8&ved=0CAcQjRxqFQ
oTCPj3qf6GwscCFckHkgodITYOMA&url=https%3A%2F%2Frodas5.us.es%2Ffile%2F3a16933d-6e07-a0f1-63e3-
818d04265cd5%2F2%2Fguion_destilacion_SCORM.zip%2Fpagina_03.htm&ei=6zrbVbjWGMmPyASV7biAAw&psi
g=AFQjCNEL47vBLrWXzogJ9cxq77XlJH4ziw&ust=1440517218923337

Marcha Fitoquímica: La palabra Fitoquímica proviene del griego *Phyton*-planta es decir "química de las plantas" [García 2006]. Se define como "el estudio de los constituyentes químicos de las plantas" y dicho estudio abarca la biosíntesis, metabolismo, distribución natural, función biológica, aislamiento, purificación y determinación de la estructura química de tales compuestos [Valencia 1995].

Metabolitos celulares: Son todos aquellos que le permiten realizar a las células sus diferentes funciones. Están divididos en dos de acuerdo a su importancia para el metabolismo celular: Metabolitos primarios y metabolitos secundarios [Valencia 1995]. **Metabolitos primarios:** Estos se describen según García, 2006 como "los compuestos básicos para el metabolismo de la célula" y también indica que como los procesos metabólicos son uniformes a todos los vegetales, así también lo serán este tipo de metabolitos. Esta afirmación queda confirmada con lo expresado por [Lock 1988] y [Valencia 1995], quienes describen a los metabolitos primarios como "sustancias inertes universalmente distribuidas, que participan en la actividad celular de todo ser viviente". [Valencia 1995] afirma además que tales sustancias "no tienen ninguna actividad farmacológica definida". Estos metabolitos están constituidos por: Lípidos, Ácidos carboxílicos del ciclo del ácido cítrico, Aminoácidos, Azúcares comunes y derivados, Polímeros de carbohidratos (celulosa, almidón) y ATP y DPN (Materias colorantes) [Valencia 1995]. **Metabolitos secundarios:** Lock en 1988 los describe como "compuestos químicos de estructura relativamente compleja y de distribución más restringida y característica a cada planta". Estos compuestos, no son indispensables para el funcionamiento celular de las plantas y, generalmente, son éstos los responsables de la acción terapéutica de las mismas [Lock, 1988; Valencia, 1995 y García 2006]. [Lock 1988] los denomina por ello artículos de lujo de la planta y [Valencia 1995] agrega que dichos productos

6

"no son finales ya que posteriormente pueden sufrir más cambios". Su presencia o ausencia en la planta está determinada por varios factores: el suelo, las condiciones climáticas, la estación, el momento del día, etc.

De acuerdo con la [OMS 1998] "a finales del período vegetativo y antes del período de floración ocurre la mayor concentración de principios activos"; y [García 2006] añade que el mejor momento para la recolección de muestras es por las tardes o las noches, pues a estas horas la planta ya ha realizado sus procesos metabólicos básicos y puede dedicarse a producir sus "compuestos de lujo" o metabolitos secundarios. Si bien estos metabolitos no son esenciales para el funcionamiento celular, sí cumplen otras funciones específicas para cada planta donde se presentan: como mecanismos de defensa, como agentes polinizadores, como sustancias de reserva, como cicatrizantes para sus propias heridas, etc. [García 2006]

Algunos de estos metabolitos, con reconocida acción terapéutica son: alcaloides, terpenos y triterpenoides, saponinas, quinonas, flavonoides, taninos, hidróxidos fenólicos etc. [García 2006]. **Alcaloides**: Son sustancias básicas que contienen nitrógeno en un anillo heterocíclico, son derivados de aminoácidos, presentan distribución taxonómica limitada y se encuentran en plantas superiores como sales de un ácido orgánico [Anaya A. 2003]. **Terpenos**: La diversidad estructural de los terpenos dificulta el resumen de las características comunes de estos compuestos, pues no solamente se trata de la variedad de los grupos funcionales, sino además del número de átomos de carbono que conforman los esqueletos. Están ampliamente distribuidos en el reino vegetal principalmente en las hojas de las plantas teniendo entre sus propiedades ser antialérgico, analgésico, antiespasmódico y sedante [Marcano D. y Hasegawa M. 2002]. **Esteroides y Triterpenoides**: son compuestos cuya estructura presenta el sistema anular del ciclopentanoperhidrofenantreno, metilos en los carbonos 10 y 13 y un radical lineal en el carbono 17 [Martínez A. et al 2008]. **Saponinas**: son un grupo de glucósidos solubles en agua, que tienen la propiedad de hemolizar la sangre y disminuir la tensión superficial del agua, formando espuma abundante. Las saponinas por hidrólisis se desdoblan en carbohidratos y una aglicona llamada sapogenina [Anaya A. 2003]. **Quinonas**: son dicetonas cíclicas insaturadas que por reducción se convierten en polifenoles, siendo reversible esta reacción. Las quinonas derivan su nombre del miembro más simple de la serie: la p –benzoquinona. Las quinonas, por el sistema aromático que dan al reducirse se pueden clasificar en benzoquinonas, naftoquinonas, antraquinonas (las más numerosas) y fenantroquinonas (las menos numerosas) [Reija B. 2008]. **Flavonoides**: son compuestos polifenólicos con quince átomos de carbono, cuya estructura consta de 2 anillos de benceno unidos por una cadena lineal de tres carbonos. El esqueleto de los flavonoides se representa por el sistema C6 –C3 – C6. Son amarillos generalmente, se encuentran en los jugos celulares y en los pétalos de las flores de algunas plantas [Primo E. 2007]. **Taninos**: son productos de excreción de muchas plantas, involucrados en mecanismo de defensa de las mismas, contra organismos parásitos. Se encuentran más comúnmente en hojas, ramas y debajo de la corteza. Químicamente los taninos son polímeros de polifenoles, sustancias con alto peso molecular (comprendido entre 500 a 3000) [Martínez A. et al 2008]. **Hidróxidos fenólicos**: son sustancias químicas que poseen un anillo aromático, un anillo benceno, con uno o más grupos hidróxidos incluyendo derivados funcionales, estos participan en la fijación de bases [Martínez A. et al 2008].

El uso de las plantas puede influir positiva o negativamente en la calidad de vida de las personas. El árbol de guayabo es importante porque tanto las raíces, hojas y frutos reciben aplicaciones medicinales en la cultura popular. Estudios recientes han demostrado que el extracto de las hojas de guayabo posee activos con efecto hipoglucemiante que ayuda a tratar la diabetes, por tal motivo, decidimos realizar esta investigación experimental. En cuyo trabajo el objetivo general fue: Determinar la efectividad terapéutica de *Psidium guajava L.* comparada con insulina en la disminución de glucosa sanguínea en un modelo animal. Para esto se plantearon tres objetivos particulares 1) Obtención de un extracto de hoja de guayabo mediante destilación simple utilizando un solvente orgánico. 2) Mediante la marcha Fitoquímica determinar los compuestos químicos de la planta. 3) Elaboración de una solución stock que contenga la concentración adecuada para poder evaluar el efecto del principio activo a evaluar.

METODOLOGÍA

Las hojas de *Psidium guajava L.* (hojas del árbol de guayabo), se recolectaron en zona suburbana. Las hojas se lavaron y se dejaron secar al sol durante una semana. Se redujeron a polvo con ayuda de una licuadora y se maceraron 300g de la planta en 900ml de etanol (70%) guardándose en un frasco oscuro de 1L por 3 semanas. Posteriormente se realizó el filtrado del extracto, seguido de una destilación simple de éste. El producto concentrado fue la base para la realización de la marcha Fitoquímica.

Se utilizaron ratas hembras de una Cepa Wistar, con 268g de peso promedio y de 3 meses de edad. Los animales fueron suministrados por el Bioterio de la Universidad Autónoma de Zacatecas siglo XXI. Con libre disponibilidad de alimento y agua con glucosa al 5%. Una vez establecido el estado fisiológico de los 3 animales se procedió a numerarlos y marcarlos para definir el animal control positivo, control negativo y el animal con la administración del extracto. Posteriormente se realizó la administración de las soluciones correspondientes: rata 1 (control negativo, se administró glucosa oral 5%, por una semana), Rata 2 (control positivo, se administró glucosa oral 5% (por una semana) e insulina por vía intraperitonial) y Rata 3 (con hoja de guayabo-CHG se administró glucosa oral 5% (por una semana) y 1 mL de solución stock de hoja de guayabo. Las soluciones.

La administración de la solución de glucosa 5% se colocó en el bebedero de los animales, esto para aumentar los niveles de glucosa en sangre. La solución stock se les suministró a los animales con ayuda de una cánula y jeringa (5ml), la insulina fue administrada con ayuda de una jeringa (100 IU). Antes y después de la administración de las soluciones se realizó la medición de glucosa en todos los animales, con ayuda del glucómetro y tiras reactivas (Accu-Chek ® Performa 05987270). Se tomó la muestra de sangre cortando una pequeña parte de la punta de la cola de las ratas.

RESULTADOS

De inicio se realizaron pruebas de solubilidad y se encontró que el extracto es soluble en agua fría, caliente o a temperatura ambiente, debido a que los componentes de las hojas del guayabo son hidrosolubles [Membreño M et al. 2009]. En Cloroformo fue insoluble, esto es debido a que el extracto es prácticamente insoluble en solventes no polares como cloroformo y éter [Pérez 2011].

Resultados obtenidos del extracto: Se colocaron 300g de la hoja seca y pulverizada en 900 ml de solvente etanólico (70%), obteniéndose finalmente 8.26 g de extracto de hoja de guayabo. Se obtuvo un extracto de olor característico cercano a limón, de color café oscuro y de consistencia viscosa-sólida.

El porcentaje de rendimiento del extracto fue considerable ya que se obtuvo una cantidad proporcional a la concentración de los componentes que se desean identificar en la hoja de guayabo. En comparación a la literatura, el extracto de guayabo en un medio etanólico, de acuerdo a la cantidad pesada que en este caso fueron 300g, se dice que él % de rendimiento es cercano al 10%. [Neira A et al. 2005]. De manera que el extracto que empleamos tuvo un buen % de rendimiento, sin embargo en la metodología que empleamos usamos etanol al 70% por lo tanto pudo haber sido la causa de haber obtenido un % de rendimiento debajo de lo establecido.

Marcha Fitoquímica preliminar confirmatoria: En la tabla 1 se expresan los resultados obtenidos en la marcha Fitoquímica realizada al extracto de la planta, para poder comparar posteriormente según la literatura si es que da positivo o negativo en los componentes evaluados, y saber si cumplen con lo especificado.

Tabla 1. Resultados de marcha Fitoquímica

Metabolito	Resultado
Flavonoides	+
Alcaloides	+
Taninos	+
Hidróxidos fenólicos	+
Saponinas	-
Esteroides y triterpenoides	+

Según los resultados que se observaron fue positivo para Flavonoides, alcaloides, taninos, Hidróxidos fenólicos, esteroides y triterpenoides, mientras que resulto negativo para saponinas. Los metabolitos encontrados en el extracto concuerdan con la literatura donde expresa que en las hojas de guayabo se pueden encontrar los siguientes compuestos alcaloides, ácidos triterpenoides, hidróxidos fenólicos, saponinas, terpenos y flavonoides [Osuna T et al 2005]. Cabe destacar los componentes flavonoides que son los que tienen efecto hipoglucemiante como lo son quercetina, evicularina, guaijaverina, quercetina-3-arabinósido, quercetina aglicona, estos y otros metabolitos primarios ayudan a mantener un nivel bajo de azúcar en sangre después de comer una dieta alta en

9

carbohidratos. Los flavonoides además tienen un efecto antimicrobiano [Marie J. 2013]. Otro componente no menos importante son los terpenos aunque no pudimos identificarlos en la bibliografía refiere que se encuentran en las hojas de la planta con un efecto sedante ya que los terpenos contenidos en la hoja del guayabo son óxido de cariofeno y β- selineno [Osuna T et al 2005]. Las saponinas salieron negativas pero en la literatura indica que son positivas, esto podría ser debido a que los reactivos utilizados podrían estar contaminados.

Resultados de glucemia en ratas: En la tabla 2 se muestran la concentración de glucosa sanguínea, donde en la rata 1 se le suministro agua glucosada (5 %) siendo el control negativo. A la rata 2 se le suministró agua glucosada (5 %) más la administración por vía intraperitonial 11 IU de insulina, siendo el control positivo. Y a la tercera rata se le suministró agua glucosada (5%) más la administración oral de 1ml del extracto de hoja de guayabo (CHG). Desde el primer día hasta el sétimo se midió la glicemia en los animales cada 24hr.

No.	Rata	peso g	Glucosa [mg/dL]						
			Día 1	Día 2	Día 3	Día 4	Día 5	Día 6	Día 7
1	control -	256	90	87	107	215	107	105	144
2	control +	263	100	97	106	141	121	108	94
3	Con Hoja de guayabo (CHG)	285	100	109	104	111	97	97	107

Tabla 2. Cantidad de glucosa medida en ratas con respecto al tiempo

En la tabla 3 se muestran el cambio de la glucosa con respecto al tiempo durante una semana cada 24 horas.

Tiempo	Cambio en la glucosa		
Horas	control -	control +	CHG
24	-3	-3	9
48	17	6	4
72	125	41	11
96	17	21	-3
120	15	8	-3
144	54	-6	7

Tabla 3. Resultados obtenidos del efecto hipoglucémico

En la gráfica se observa el comportamiento anti-hiperglucémico del extracto de las hojas de guayabo en comparación a la insulina. Se puede apreciar que los niveles de glucosa permanecieron en un estado controlado con la hoja de guayabo durante toda la semana. El extracto se encontraba a la dosis terapéutica máxima de manera que los principios activos se hallaban en una buena concentración por ende se observa un control en los niveles de glucosa sanguínea del animal.

Gráfica. Concentración de la glucosa con respecto al tiempo

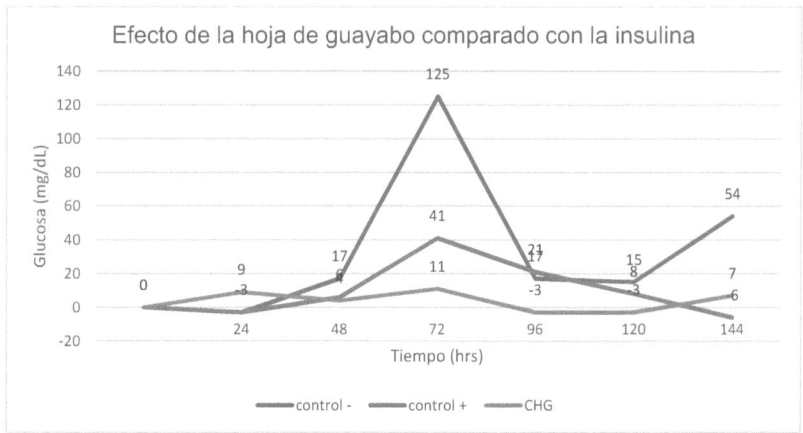

De acuerdo a los resultados que se muestran en la gráfica, a las 72 horas se muestra un pico alto de la concentración de glucosa del control negativo esto puede deberse a que el rata pudo estar estresada en ese instante [Mora A et al, 2009], o bien la rata en ese momento había tomado agua glucosada y por ende su glucosa sanguínea era alta. Los valores del control positivo, de la rata a la que se le administró insulina son inesperados ya que utilizamos un medicamento estandarizado, ya que el tiempo de vida media de la insulina lispro humalog® usada en el experimento es de 12 horas [Medicamento PLM 2014] de manera que al estar midiendo la glucosa cada 24 horas y el efecto de la insulina ya había disminuido. Por ese motivo se observan los picos más altos del control positivo en comparación a los resultados de la concentración de glucosa en la rata a la que se le dio el extracto de hoja de guayabo (CHG). Este fue un experimento piloto, por lo tanto para que sea 100% válido y tener un menor margen de error debimos haber utilizado mínimo 3 animales por grupo sin embargo solo se nos proporcionó una por grupo.

CONCLUSIÓN

Se logró la obtención de un extracto de hoja de guayabo mediante métodos de extracción como fue la maceración y destilación simple. También identificamos algunos principios activos que se halla en la hoja de guayabo con ayuda de la marcha Fitoquímica en comparación a la literatura encontrada. Esta planta es muy importante debido a que presenta múltiples usos medicinales entre ellos el efecto hipoglucemiante el cual pudimos comprobar mediante el experimento realizado, donde se muestra que la hoja de guayabo (*Psidium guajava L.*) presenta un efecto protector a la hiperglucemia bajando los niveles de glucosa sanguínea en el animal.

Bibliografías

- Rivera AE, Chávez SMA, Gattuso M y Lozoya LX. 2003. *La Hoja de Guayabo en el Tratamiento de Afecciones Gastrointestinales*. Revista de Fitoterapia. Vol. 3; 101-111.
- Portillo A. Farmacia Práctica. *Guayabo, Plantas medicinales y drogas vegetales "Psidium guajava L. (mirtáceas)"* Unidad de Farmacología y Farmacognosia. Universidad de Barcelona, 2001.
- Comas R. Contribución a la estandarización del proceso de obtención a escala de laboratorio de un extracto de las hojas de *Psidium guajava L.* Facultad de Ciencias, Departamento de Farmacia, Universidad Nacional de Colombia, 2014.
- Amador GJ et al. 2005. Psidium Guajava. Publicado en: Species Plantarum 1: 470. 1753.
- Becarín MA, Benicasa PM, Andrade V y Pereira F. 1998. Psidium Guajava. Publicado en: Species Plantarum 1: 470. 1753.
- Calvillo T. (2009) Exportación Mexicana- a&a agrenegocios, de: *http://www.sagarpa.gob.mx/agronegocios/Documents/Estudios_promercado/FRUCASA__ RE.pdf.* Consultado el 14/02/15, México.
- Torres A. Periódico NTR (Cosecha de guayaba en el Edo. De Zacatecas) de: *http://ntrzacatecas.com/2014/12/13/cosechan-46-mil-588-toneladas-de-guayaba/* consultado el 14/02/15. México, 2014.
- Cáceres A, Fletes L, Aguilar L, Ramírez O, Figueroa L, Taracena AM, Samoya B. 1993. Plants used in Guatemaa for the treatment of gastrointestinal disorders. 3. Confirmation of activity against enterobacteria of 16 plant extracts. Journal of Etnopharmacology; 38: 31-38.
- Morales MA, Tortoriello J, Meckes M., Paz D, Lozoya X. 1994. Calcium-antagonist effect of quercetin en guinea pig ileum contractions. Phytotherapy Research; 10: 66-69.
- Meckes M, Calzada F, Tortoriello J, González JL, Martínez M. 1966. Terpenoids isolated from Psidium guajava leaves with depresant activity on central nervous system. Phytotherapy Research; 10: 600-603.
- Poliukhovich GS, Vasileva LP, Maslova GT, Boboriki TL, Speranskii, SD. 1991. Efficacy of various antioxidants in experimental ischemia and myocardial infarct in the rat. Vopr Med Khim; 37: 54-56.
- Wu JW, Hsieh CL, Wang HY, Chen HY. 2008. Inhibitory effects of guava (Psidium guajava L) leaf extracts and its active compounds on the glycation process of protein. Food Chem; 113: 78-84.
- Oh WK, Lee CH, Lee MS, Bae EY, Sohn CB. 2005. Antidiabetic effects of extracts from *Psidium guajava .* J Ethnopharmacol; 93: 411-415.
- Deguchi Y, Miyazaki K. 2010. Anti-hyperglycemic and anti-hyperlipidemic effects of guava leaf extract. Nutr.Metabolism; 7: 9-13.
- Chikezie PC, Uwakwe AA. 2011. Membrane stability of sickle erythrocytes incubated in extracts of three medicinal plants: Anacardium occidentale, *Psidium guajava*, and Terminalia catappa. Pharmacogn Mag; 26: 121-125.
- Osuna T, Tapia P y Aguilar C. 2005. Plantas medicinales de la medicina tradicional mexicana para tratar afecciones gastrointestinales: Estudio etnobotánico, Fitoquímico y farmacológico. Universidad de Barcelona, España; p: 108-110.
- Ojewole JA. 2006. Antiinflammatory and analgesic effects of *Psidium guajava* Linn. (Myrtaceae) leaf aqueous extract in rats and mice. Methods Find Exp Clin Pharmacol; 28 (7): 441-6.

- Botanical. 2015. Toxicidad de la guayaba. Disponible en: www.botanical-online.com/guayaba_psidium_guajava_toxicidad.htm.
- Peredo L. et al. (2009) Aceites esenciales Métodos de extracción, departamento de Ingeniería Química y alimentos, Universidad de las Américas de Puebla, disponible en: http://www.udlap.mx/WP/tsia/files/No3-Vol-1/TSIA-3%281%29-Peredo-Luna-et-al-2009.pdf consultado el 23/05/15.
- Fonnegra R. et al. Plantas medicinales aprobadas en Colombia, 2ª edición. Editorial Universidad de Antioquia, 7 pp. Colombia, 2007.
- López C. Revisión Bibliográfica de Métodos de Extracción, disponible en: http://catarina.udlap.mx/u_dl_a/tales/documentos/lpro/lopez_a_e/capitulo1.pdf.
- Guarnizo A. et al. Química General Práctica. 1ª edición, Ediciones Elizcom, 48 pp. España, 2008.
- Durst HD y Gokel GW Química Orgánica Experimental, 1ª edición. Editorial Reverté, 38pp. España, 2007.
- García, J. 2006. Breves apuntes sobre productos naturales y plantas medicinales. Pinar del Río, CU: Universidad Hermanos Saíz Montes de Oca. 191 p. Disponible en http://repositorio.lamolina.edu.pe/bitstream/handle/123456789/492/F60-L9-T.pdf?sequence=3&isAllowed=y
- Valencia, C. 1995. Fundamentos de Fitoquímica. MX, Editorial Trillas S.A. 235 p.
- OMS (Organización Mundial de la Salud). 1998. Quality control methods for medicinal plant materials. CH. 122 p.
- Anaya A. ecología química. 1ª edición. Editorial Plaza y Valdés. 56-57pp. México, 2003.
- Marcano D. y Hasegawa M. *Fitoquímica Orgánica*, 2ª ed. Universidad Central de Venezuela, Consejo de Desarrollo Científico y Humanístico. Venezuela, 2002.
- Martínez A. et al (2008) Manual de Prácticas de Laboratorio de Farmacognosia y Fitoquímica, Universidad de Antioquia, disponible en: http://farmacia.udea.edu.co/~ff/manual2008.pdf.
- Reija B. Estudio estructural y dinámico de sistemas organizados mediante sondas fluorescentes. Facultad de ciencias. 2ª edición. Editorial USC, 50-53 pp. España, 2008.
- Primo E. Química orgánica básica y aplicada. De la molécula a la industria. 2ª edición. Editorial Reverté, 915 pp. España, 2007.
- Neira A. Actividad antibacteriana de extractos dos especies de guayaba contra *Streptococcus mutans* y *Escherichia coli*. Actual Biol 27 (supl); 27-30, 2005.
- Marie J. (2013) Dieta y Nutrición, Beneficios saludables de las hojas de Guayaba. De: *http://www.livestrong.com/es/beneficios-saludables-del-info_30669/.* Consultado el 14/02/15, España.
- Membreño M et al. Propuesta de tres formulaciones de un jarabe antidiarreico a base de los extractos de hojas secas de *Psidium guajava, L.* (GUAYABO). Universidad del salvador Facultad de química y farmacia, El salvador, 2009.
- Pérez L. Caracterización de compuestos bioactivos en hojas de guayaba (Psidium guajava) como un potencial de valor en botánicos tropicales. Universidad de Puerto Rico Recinto Universitario de Mayaguez, 2011.

CAPITULO II:

"EXTRACCIÓN METANÓLICA DE PRINCIPIOS ACTIVOS DE LA PLANTA, FLORIPONDIO (*Brugmansia arbórea*) ANÁLISIS FITOQUÍMICO, ELABORACIÓN DE PREPARACIÓN DERMATOLÓGICA Y EVALUACIÓN ANESTÉSICA"

Erick Tadeo Delgado Bañuelos
Pedro Antonio González Ocegueda
Miguel Ángel Guardado Ruiz
Belino Pérez Martínez
Jessica Rubí Rosales Carlos

El Floripondio (*Brugmansia arbórea*) es un arbusto o árbol de aproximadamente 3m de altura. Las hojas son grandes y alargadas, de color verde pálido y áspero. Las flores son grandes tiene forma de campana, blancas y suelen presentar tonos rosados. En el siglo XVI Francisco Hernández, señala: "sus hojas machacadas y aplicadas quitan el dolor de cabeza, mezcladas con resina reducen las hinchazones producidas por caída o por golpe". Se le emplea también contra diversos padecimientos en los que se hace uso de la hoja. En los estados de Chiapas, Puebla y Veracruz es común el uso de ésta planta para quitar el dolor corporal.

Es un grupo de Solanáceas conocido comúnmente como Borrachero, Floripondio, Cacao sabanero, Trompeta de ángel, denominaciones asociadas a los usos o a la forma de la planta. Tiene un alto contenido de alcaloides, en particular de Escopolamina, del cual es frecuente la intoxicación inducida con fines delictivos, cuando se utiliza en conjunto con depresores del sistema nervioso central en una mezcla conocida como "burundanga". Sus flores son grandes y vistosas, sus frutos son similares por su forma a los del cacao, viven siempre en lugares despejados y, en huertos y jardines, se considera una planta permitida.

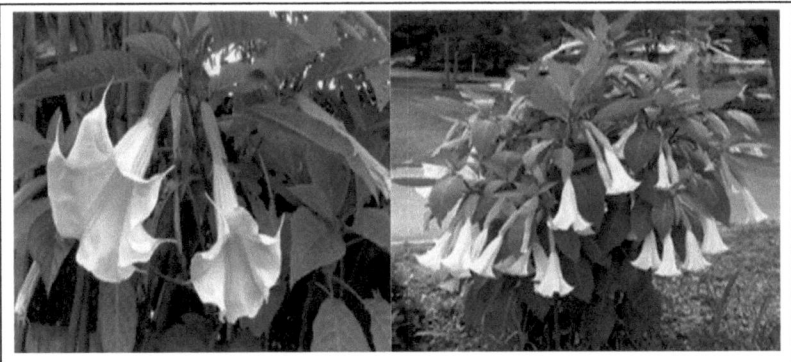

Figura No. 1 Imagen del Floripondio. Tomada de: http://www.zoologicoelbosque.com/

De este género existen al menos ocho especies, distribuidas naturalmente en Centroamérica y especialmente en Suramérica; sin embargo, los registros para Colombia son comparativamente pocos y de poca cobertura, lo que indica la necesidad de realizar una revisión nacional y de todo el continente, sobre la composición, la distribución y variabilidad de este género.

A pesar de ser famosa la Brugmansia por su composición de alcaloides, la Escopolamina comercialmente se extrae de otras especies. Es necesario realizar una revisión de los usos de este grupo de especies, que en algunos casos va desde ornamental, hasta medicinal en forma tópica, lo mismo que sus connotaciones en rituales de chamanismo y brujería. La revisión de los aspectos etnobotánicos debe involucrar lo relacionado con cambios genéticos de las poblaciones con los asociados a sus usos, los ambientes donde crece y las formas de dispersión y biota asociadas, lo mismo que la revisión desde la perspectiva médica, farmacológica, biogeográfica y sociojurídica.

La flor en general presenta forma de trompeta (ver Figura 1), pentámera, con cáliz tubular, generalmente de color verde, la corola varía de colores como blanco, anaranjado, amarillo, rosa y rojo, algunas veces con combinaciones de éstos. Además, los lóbulos de la corola presentan prolongaciones, el fruto de color verde es una cápsula bicarpelar, con cáliz persistente y semillas de color negro o café oscuro, embebidas en un mesocarpo fibroso del mismo color.

En algunas comunidades de nuestro país se utiliza como una planta medicinal, gracias a su alto contenido de alcaloides, especialmente la escopolamina. En humanos, los alcaloides generan respuestas fisiológicas y psicológicas la mayoría de ellas consecuencia de su interacción con neurotransmisores. A dosis altas, casi todos los alcaloides son muy tóxicos, a dosis bajas tienen un alto valor terapéutico como relajante muscular, tranquilizante, antitusivos o analgésicos. Se caracteriza por la presencia de alcaloides del tropano, de los que se han identificado escopolamina e hiosciamina en todos los órganos de la planta [Pastelin S. 2011]

En las hojas se han detectado: 6-7-dihidroxi-litorina, Meteloidina, 3-propil-teloidina, 6-7-dihidroxi-3 fenil acetato de tropanulo y el dihidroxi-triglato de tropanil. Mientras que en la semilla: atropina [Azcon B, y Talon M, 1993].

Ya que la escopolamina, alcaloide presente en la Brugmansia, afecta el sistema nervioso central, ejerce un efecto sedante en el organismo de una persona y provoca amnesia, es utilizada altamente como sedante para robar órganos humanos. Sin embargo en la actualidad, existen diversas formas farmacéuticas que contienen escopolamina en baja cantidad para tratar patologías por espasmos gastrointestinales, uterinos, en las vías biliares y urinarias, y en el aparato genital femenino, gracias a su efecto sedante [Azcon B, y Talon M, 1993].

Toxicidad: El estudio de los alcaloides en las plantas es importante, ya que muchos de estos causan intoxicaciones tanto en humanos como en animales; ya que estan distribuidos ampliamente en el reino vegetal. Una de las formas más fáciles de intoxicación es el consumo de infusiones con hierbas con fines terapéuticos[Bruneton, J. 2000].

La escopolamina bromhidrato se absorbe rápidamente tras la inyección intramuscular o subcutánea [5]. En el Sistema nervioso central: la escopolamina al ser absorbida ocasiona un estado de pasividad completa de la víctima con actitud de automatismo, recibe y ejecuta órdenes sin oposición, desapareciendo los actos inteligentes de la voluntad y la memorización de hechos, lo cual es aprovechado por los delincuentes. Bloquea las funciones colinérgicas en el sistema límbico y corteza asociada, relacionados con aprendizaje y memorización. En algunas personas puede causar desorientación, excitación psicomotriz, alucinaciones, delirio y agresividad. En dosis muy altas causa convulsiones, depresión severa, coma y aún la muerte. [Bruneton, J. 2000]

Los signos y síntomas de la sobredosis de escopolamina son cefalea, náuseas, vómitos, visión borrosa, confusión, desorientación, inquietud, pérdida de memoria y alucinaciones (auditivas y visuales) [Andrés Bello, 2000]

La dosis letal en adultos es alrededor de 100 mg, pero pueden aparecer síntomas de intoxicación con dosis de 2 a 5 mg. En niños 10 mg o menos pueden ser letales. [Andrés Bello, 2000]

Extracción: Para la identificación de los principios activos mencionados con anterioridad se llevó a cabo una extracción en metanol, esto según la bibliografía consultada, dicha extracción consistió en una recolección de la planta en el mercado conocido coloquialmente como "Mercado Arroyo de la Plata" ubicado en la periferia sur del centro de la ciudad de Zacatecas. Adquiriéndose así 300 g. de la planta, una vez en el laboratorio se procedió a su trituración, concluido esto se introdujo en 3.0 L de metanol dejándose en reposo por un periodo de 1 mes, concluido este periodo continuo su destilación, el cual por el volumen de la muestra se llevó a cabo en 3 días. Cabe mencionar que el rendimiento fue de 12.4%.

Marcha Fitoquímica: Las pruebas Fitoquímicas o mejor conocido como tamizaje fitoquímico son pruebas esenciales para el inicio de una investigación fitoquimica, que nos ayudará a encontrar los principales grupos químicos que constituyen a una planta, de aquí es de donde se suele partir a la realización de la extracción según el componente que se desea analizar de la planta o el que más convenga para la extracción de una cierta molécula con características que son de interés para el investigador, de esta manera podemos realizar el fraccionamiento de los extractos para poder aislar los grupos de interés. El tamizaje fitoquímico se realiza con los solventes adecuados y reacciones de coloración principalmente. Las pruebas de tamizaje deben permitir que otras personas sean capaces de reproducir nuestros resultados y además de que sean sensibles para poder realizar una buena identificación. Cuando una planta presenta en su tamizaje una cantidad de alcaloides por ejemplo y el tamizaje farmacológico indica que tiene efectos sobre un sistema, es muy probable que se deba a los alcaloides, o a los grupos que concuerden con las pruebas fitoquímicas, aunque esto no sea totalmente una prueba confirmatoria, ofrece apoyo a otras pruebas como las de espectrofotometría infrarrojo que identifica los grupos funcionales de las estructuras, aunque esto sería en un producto muy puro [Martínez M, 2001].

Identificación de flavonoides (fitoquímicos): Los flavonoides son metabolitos secundarios que se encuentran en una cantidad inmensa de plantas, estos metabolitos por lo general son productores de pigmentos. Los flavonoides encontrados en la naturaleza por lo general tienen al menos tres hidroxilos fenólicos, combinados con azúcares en forma de glucósidos. Cabe mencionar que los flavonoides ayudan en la defensa de la planta contra agentes externos [Sharapin N, 2005; Bonkanka T 2006; Barberán y col, 2014].

Ensayo de Shinoda: Los flavonoides que contienen el núcleo benzopirona producen coloraciones rojizas cuando a sus disoluciones se les adiciona magnesio y a continuación ácido clorhídrico concentrado. La muestra se pone en contacto con limaduras de Mg, se calienta en la plancha de calentamiento y luego se le agregan de 2 a 3 gotas de HCl. Para que la prueba se considere positiva se presentan colores naranja, rojo, rosa, azul, y violeta [Garza R, 2010].

Ensayo de Zn/HCl: Se diferencia del Shinoda pues en vez de magnesio se utiliza zinc, pero este identifica dihidroflavonoides que producen coloración rojo-violeta. Las flavanonas y flavanoles no producen color o producen coloraciones rosadas débiles [Martínez y col, 2008].

Prueba del H2SO4: Una pequeña cantidad de la muestra se disuelve en H_2SO_4 y se observa coloración amarilla para flavonoides, naranja-guinda para flavonas, rojo-azul para chalconas y rojo-púrpura para quinonas [Garza R, 2010].

Ensayo de Pacheco: El sólido flavonoide se calienta sobre llama con unos cristales de AcONa y 0.1 ml de anhídro acético. Luego con 0.1 ml de HCl concentrado. Los dihidroflavonoides producen un color rojo característico. Las flavonas, chalconas, auronas, flavonoles y flavanonas dan una respuesta negativa [12].

Identificación de alcaloides: Todos los alcaloides contienen nitrógeno y por lo general oxígeno a parte de carbono e hidrógeno. En su mayoría los alcaloides son cristalizables, la mayoría de los alcaloides tienen funciones fisiológicas aunque algunos son muy venenosos. Estos compuestos están estrechamente relacionados es por eso que algunos no presentan diferencias de absorción de la luz ultravioleta suficientes para permitir su diferenciación [Bonkanka C, 2006; Arango A. 2008].

Reactivo de Dragendorff modificado: Comprende dos soluciones: Solución a: 0.85 g de subnitrato de bismuto disueltos en una mezcla de 10 ml de ácido acético y 40 ml de agua. Solución b: 8 g de yoduro de potasio disueltos en 20 ml de agua. Se mezclan 5 ml de solución a con 5 ml de solución b y 20 ml de ácido acético para luego completar a 100 ml con agua. Precipitado rojo-naranja [Arango A. 2008].

Reactivo de Hager: Consiste en una solución saturada de ácido pícrico en agua, este reactivo precipita la mayoría de los alcaloides, los picratos se pueden cristalizar y ello permite por medio de resinas intercambiadoras, separar los alcaloides [Arango A. 2008].

Reactivo de Bertrand: Se disuelve 12.0 g de ácido sílicotúngstico en agua y se afora a 100 ml, se ensaya con solución de alcaloides sales (en HCl 1%) [Arango A. 2008].

Reactivo de Ehrlich: Se prepara disolviendo p-dimetil amino benzaldehído al 1% en etanol y luego se le adiciona cloruro de hidrógeno, en presencia de alcaloides, se forma una coloración naranja [Arango A. 2008].

Reacción de Vitali-Morin: Consiste en la nitración de los alcaloides con ácido nítrico fumante, se forma una coloración en presencia de hidróxido de potasio con los derivados nitrados en solución alcohólica, la presencia de acetona estabiliza la coloración. La técnica consiste en adicionar a los alcaloides base 10 gotas de ácido nítrico fumante, evaporar al baño de maría, después de enfriar, se adiciona 1 ml de etanol 96°, 0,5 ml de acetona y una pastilla de KOH; sin agitar se observa una coloración violeta que se desarrolla alrededor de la pastilla [Arango A. 2008].

Identificación de aminas aromáticas: Las aminas aromáticas suelen ser muy tóxicas dado que tienden a ser absorbidas por la piel y se oxidan fácilmente al aire, es por eso que se les encuentra coloreadas por productos de oxidación [Arango A. 2008].

Prueba de Hinsberg: Con la utilización del cloruro de p-toluensulfonilo o cloruro de p-bencensulfonilo, se puede identificar a las aminas aromáticas primarias, secundarias y terciarias. Se colocan en un tubo 0.3 ml del compuesto problema y adicionar 0.4 ml de solución de cloruro de tosilo, agitar y posteriormente adicionar 4 ml de NaOH al 10% (p/v). para aminas primarias se presenta un precipitado blanco soluble en agua, mientras que para las aminas aromáticas secundarias se obtiene un precipitado blanco insoluble en agua y para las aminas terciarias aromáticas no se produce la reacción.

Identificación de esteroles: Los esteroles son alcoholes esteroides que contienen un grupo hidroxilo en posición beta en carbono 3 y tienen uno o más dobles enlaces en el anillo B de la cadena lateral. En las plantas y los microorganismos encontramos compuestos similares a los esteroles como lo que son el ergosterol, el beta-sitosterol y el estigmasterol [Garza R. 2010].

Prueba de Libermann-Burcharde: Para determinación de esteroles se mezcla 1 ml de anhídrido acético y 1 de cloroformo, se enfría a 0°C y se le añade una gota de H_2SO_4, al colocarlo con el extracto de planta se produce un color azul, al paso de 15 min aparece un color verde, a los 60 min un color amarillo, pero si el color amarillo aparee a los 15 min corresponde al C-14 metilo [Garza R. 2010].

Determinación de saponinas: Son compuestos que al agitarse en agua producen abundante espuma. Es por eso que a las plantas que tienen esta característica se las usa como jabones [Garza R. 2010]. 3 ml de muestra se mezclan con 30 ml de agua y se agita por 4 min, si al término de la agitación resulta una espuma con forma de panal que perdura por lo menos 15 minutos, se considera positiva para saponinas

Determinación de taninos: Los taninos condensados son polímeros aromáticos multihdroxilados, basados en una unidad flavoide de 15 carbonos [Alonso R. 2003]. A una muestra de 0.7 g de planta seca, se le agregan 200 ml de ferrocianuro de potasio en ausencia de luz y a 100 rpm por 5 min, luego se ponen 20 ml de cloruro férrico. El color verde oscuro sugiere la presencia de taninos condensados y si es azul son taninos hidrolizables [Alonso R. 2003].

Desarrollo: De inicio se realizaron pruebas de solubilidad en donde se encontró que en agua caliente, metanol y etano se presenta muy buena solubilidad (tabla 1)

	Agua a T.A.	metanol	etanol	Agua fría	cloroformo	Agua caliente
Solubilidad	++	+++	+++	++	-	+++

Tabla: 1 Resultados de Pruebas de solubilidad. ++ Soluble. +++ muy soluble y – No hay solubilidad

Marcha Fitoquímica: Para el caso de la marcha Fitoquímica los resultados se muestran a continuación.

Fitoquímico	Desarrollo	Resultado
Saponinas	0.1 gr del filtrado + 1ml de H2O dest a T.A	Positivo. Color café con 1cm de espuma.
Taninos	0.1gr de filtrado + 0.5ml de gelatina sodica; agitar.	Positivo. Color café con turbidez.
Flavonoides	0.1gr de filtrado + 1 pizca de limadura de Magnesio + 4 gotas de ac. Clorhídrico []; agitar.	Positivo. Rojo ladrillo.

Quinonas	0.1 gr de muestra + 1ml de H2O2 al 20% + 1ml de H2SO4 al 50%; calentar 4min; agregar 5ml de tolueno; agitar; tomar 2ml y se le agregara 1ml de NaOH AL 5%.	
		Positivo. Amarillo.
Leucoantoclani dina	0.1 gr de filtrado + 1ml de HCl []; calentar a baño maría hasta que hierva.	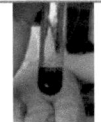
		Positivo. Color rojo.

Detección para alcaloides

	Reactivo Asagner	Reactivo Hager	Reactivo Rieger	Reactivo Drang
Resultado	Positivo	Positivo	Positivo	Positivo

Se optó por hacer una emulsión tipo gel para poder probar el efecto anestésico dicho efecto anestésico de tipo local se ha definido como una pérdida de sensibilidad en un área circunscrita del cuerpo provocada por una depresión de la excitación en las terminaciones nerviosas ó por una inhibición del proceso de conducción en los nervios periféricos. Un rasgo clave de la anestesia local es que consigue dicha pérdida de sensibilidad sin inducir la pérdida de conciencia. Esta es una de las diferencias fundamentales entre la anestesia local y la anestesia general. Asi mismo la anestesia regional moderna se funda en la inyección de la jeringuilla y agujas hipodérmicas, llevadas a cabo por Wood en Edimburgo en 1853; y el descubrimiento de las propiedades de los alcaloides aislados de la planta de la coca, llevada a cabo por Gaediche en 1855 y luego purificada y denominada cocaína por Albert Nieman en 1860 quién inició la historia de la anestesia local. Aunque otros habían observado sus efectos de adormecimiento sobre las mucosas, no fue hasta 1884 cuando estas propiedades llegaron a ser amplias y rápidamente conocidas, cuando Frend, que estaba utilizando sistemáticamente la droga para tratar la adicción a la morfina, recomendó la cocaína a Koller para la anestesia corneal. Simultáneamente se fue desarrollando y perfeccionando la técnica de la anestesia local. Quinke practicó en 1885 la primera punción lumbar en el hombre, y por su parte Korning puncionó en el mismo año el espacio subaracnoideo en el perro. En 1890 y 1892 Reclus y Schleich describieron la anestesia por infiltración. Bier fue el primero en realizar en 1898 una anestesia raquídea en el hombre. Einhorn introdujo en 1904 la procaína (Novocaína) como anestésico local en medicina. Pocos años después

Braun describió la adrenalina como vasoconstrictor adicional de los anestésicos locales. [Rodríguez, 2003]

En los últimos 30 a 40 años se ha asistido a un desarrollo continuo de nuevos anestésicos. En 1925 Niescher sintetizó la Nupercaína; en 1928 Von Eisleb la tetracaína (Pantocaína), y en 1946 Lofgren y Lundquist sintetizaron la Lognicaína (Xylocaína). Posteriormente en 1954 Af Ekenstam y Egner obtuvieron la síntesis de la Mepivacaína (Scandicaína). Por último en 1960 y 1964 se introdujeron en la medicina clínica la Prilocaína (Citanest), y la marcaína (Carbostesina) [Rodríguez, 2003]

Sin embargo la anestesia local es la pérdida temporal de la sensibilidad (térmica, dolorosa y táctil), por medios terapéuticos (suministro de fármaco), sin inhibición de la conciencia. El anestésico local es un bloqueador reversible de la conducción de las fibras nerviosas cuando es suministrado en un área determinada. Lo anterior se efectúa por una acción de la membrana axonal que impide su despolarización. El bloqueo completo se produce por aplicación directa del fármaco [Rodríguez, 2003].

En muchas situaciones clínicas el paso limitante de la velocidad es la penetración de la droga a través de la barrera cutánea, es decir la penetración de la percutánea a través de la piel solamente. La difusión de la droga desde su vehículo, aunque depende de los mismos parámetros de difusión no debe convertirse sin querer en el paso de difusión percutánea [Rodríguez, 2003].

Elaboración del gel

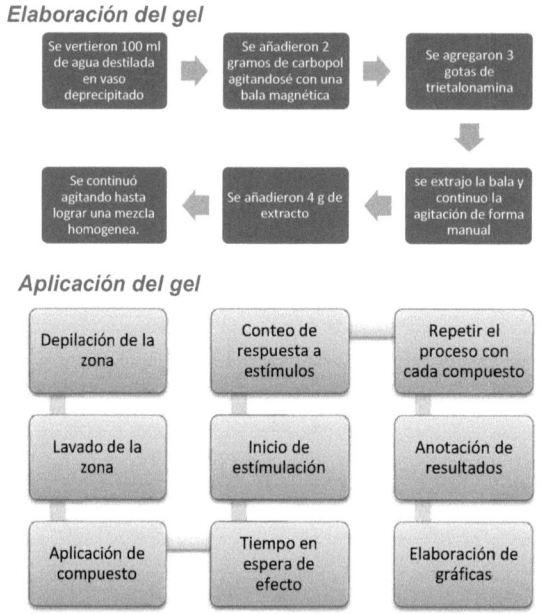

Aplicación del gel

Después de hacer el gel y aplicarlo de la forma ya descrita se llegaron a los siguientes resultados:

	Floripondio	Xylocaina	Control
Punciones	10	10	10
Pataleo	2	0	8

Aquí se muestra como el floripondio tuvo un efecto anestésico exitoso, incluso más de lo esperado puesto que hubo una respuesta relativamente muy baja en comparación con el control, en la cual la respuesta fue prácticamente similar a la estimulación, sin embargo el efecto del floripondio se encontró por debajo de la xylocaina aunque la diferencia no fue mucha. Para una mejor apreciación de los resultados se muestran a continuación.

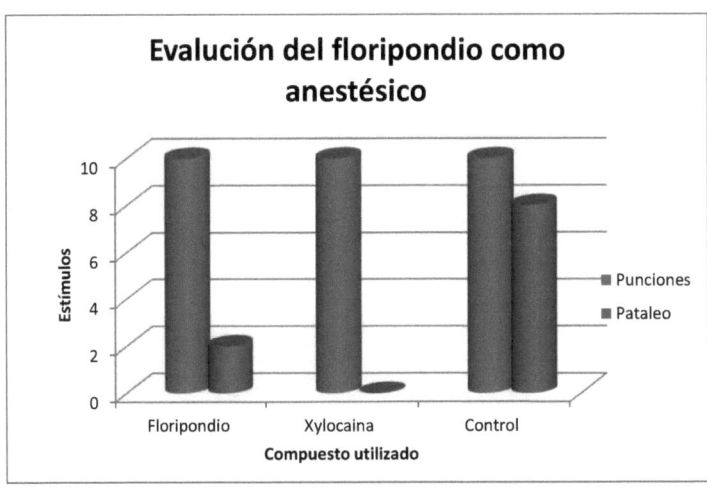

Conclusión: Se logró extraer el principio activo de la planta *Brugmansia arborea* en la cual se comprobó el efecto anestésico por medio de pruebas en animales comparándolo con la xylocaina de aplicación tópica, aunque la planta estudiada no tuvo el mismo efecto que el mencionado fármaco tuvo un efecto satisfactorio ya que anestesiaba en cuestión de minutos en el área aplicada. Y con una eficacia semejante a la xylocaina.

Bibliografía

1. Biblioteca digital de la medicina tradicional mexicana. D. R. 2009. Disponible en http://www.medicinatradicionalmexicana.unam.mx/monografia.php?l=3&t=floripondio&id=7956
2. Borrachero, cacao sabanero o floripondio (brugmansia spp.) Un grupo de plantas por redescubrir en la biodiversidad latinoamericana, Luis Miguel Álvarez Mejía, documento disponible en formato PDF con dirección: 200.21.104.25/culturaydroga/downloads/culturaydroga13(15)_6.pdf
3. Universidad Veracruzana. Facultad de ciencias químicas. Compilacion bibliográfica Brugmansia. Dir. Del trabajo M.C. Miriam C. Pastelín Solano.2011. Disponible en http://cdigital.uv.mx/bitstream/123456789/29649/1/FloresHdz.pdf
4. Azcon Bieto, J. & Talon, M. (1993). Fisiología y Bioquímica Vegetal. Interamericana - McGraw-Hill. 237-281
5. Bruneton, J. 2000. Plantas Tóxicas. Acribia. Zaragoza.
6. Andrés Bello, 2000. De tecnología de productos fitoterapéuticos", Concenio Andrés Bello, subprograma CYTED, Colombia 2000
7. Dr. Martínez M. Alejandro, "Flavonoides Bruneton, J. 2001. Farmacognosia, Fitoquímica, Plantas Medicinales. Segunda Edición. Acribia. Zaragoza. Bruneton, J. 2000. Plantas Tóxicas. Acribia. Zaragoza.
8. SharapinNikolai, "Fundamentos", Facultad de Química Farmacéutica, Universidad de Antioquia, Medellín 2005.
9. Francisco A. Tomás-Barberán y col. "Estudio sobre el contenido en flavonoides de las mieles de la alcarria", Consejo superior de investigaciones científicas.
10. Bonkanka Tabares Celia X., "Evolucion farmacológica de terpenos y flavonoides de origen vegetal", soportes audiovisuales e informáticos, Ciencias y tecnologías 2006.
11. Garza Padrón R. Amelia, "Análisis fitoquimico y actividad biológica de los extractos de tallos y tejido in vitro de Astrophytummyriostigmay Astrophytucapricorne", Universidad Autónoma de León, 2010.
12. Alejandro Martínez M. y col, "Manual de prácticas de laboratorio de farmacognosia y fitoquímica", Universidad de Antioquia, facultad de química farmacéutica, 2008.
13. Arango Acosta G. Jime, "Alcaloides y compuestos nitrogenados", Facultad de Química Farmacéutica, Universidad de Antioquia, Medellin 2008.
14. Laboratorio de análisis funcional orgánico, "Identificación de grupos funcionales".
15. Alarcón J. y Navarro César, "Determinación de la presencia de algunos compuestos químicos por métodos fitoquímicos colorimétricos en cinco especies forrajeras", revista sistema de producción agroecol, aprobado 22/02/2012
16. Alonso R. Gennaro, "Remington Frmacia" 20° ed., Editorial Medica Panamericana. Buenos Aires 2003.
17. Concepto de anestesia local, Servidental disponible en: http://servidental.com/website/index.php?option=com_content&task=view&id=106&ltemid=48
18. Anestesia Local en Cirugía oral y Maxilo Facial Autor: Prof. Dr. Orlando L. Rodríguez Calzadilla, documento disponible en: www.sld.cu/galerias/doc/uvs/saludbucal/anestesia_local.doc
Remington Farmacia Volumen 1, Alfonso R (DRT) Gennaro. Ed Médica panamericana, 2003

CAPITULO III:

"ANÁLISIS DEL EXTRACTO DEL FLORIPONDIO Y SUS EFECTOS TERAPÉUTICO"

Castañeda Martínez maría Mercedes
Lujan Ortega Luis Daniel
Medina Sánchez Marisol
Ruelas Chávez Tannya Sarahy
Sandoval Limón Miriam Magaly

Resumen: realizamos una revisión bibliográfica de la planta del floripondio investigando su efecto terapéutico, propiedades químicas y sus usos. Una vez que se identificaron los efectos terapéuticos de la planta, se procedió a la obtención del extracto, el primer paso fue la pulverización y maceración de la planta, en seguida se realizó una destilación simple esto para obtener un extracto completo puro, se prosiguió con la realización de una marcha fotoquímica para comprobar que efectivamente el extracto contenía el compuesto de interés el cual nos brinda el efecto terapéutico que se está evaluando. Una vez que se obtuvo el extracto se continuó con la elaboración de un gel al cual se le agrego parte del extracto.

Se realizó un ensayo preclínico para comprobar que verdaderamente el compuesto tenía un efecto analgésico, este con un modelo animal utilizando una rata Wistar basado en el test de formalina para generar dolor, utilizando un control negativo y el del extracto. Obteniendo como resultado que efectivamente la escopolamina contenida en el extracto tiene un efecto analgésico.

Introducción

En el presente trabajo en el cual se realizó un método de experimentación, se optó por trabajar con la planta llamada floripondio esto debido a la gran variedad de componentes que esta contiene pero en especial por la presencia de escopolamina un componente perteneciente al grupo de los alcaloides al cual se le atribuyen distintos efectos terapéuticos, entre ellos su capacidad de funcionar como analgésico esto gracias a su mecanismo de acción directamente en sistema nervioso central. El floripondio no solo contiene escopolamina en el también encontramos componentes tales como flavonoides, saponinas, terpenos y leucoantoclonidina [Pérez, 2012].

Como ya se mencionó en el párrafo anterior los alcaloides son los de interés en nuestra investigación ya que es a una porción de estos a quien se atribuye el efecto terapéutico que se está evaluando. En toda la planta se pueden encontrar los diferentes alcaloides: escopolamina, norescopolamina, apos-copolamina, metelodina, atropina e hioscamina, entre los más descritos, aunque se refiere que la mayor proporción es de escopolamina en un 80% [Montoya, 2013].

Es la escopolamina el componente que deseamos evaluar porque es a este a quien se le atribuyen diversos efectos terapéuticos tales como: (a) se utiliza en muy pequeñas cantidades para prevenir y tratar el mareo, las náuseas colitis cacona y los vómitos provocados por los diferentes medios de locomoción; (b) por su acción sedante sobre el sistema nervioso central, se usa como antiparkinsoniano, antiespasmódico y como analgésico local; y (c) sirve para provocar dilatación de la pupila en exámenes de fondo de ojo: cabe mencionar que anteriormente la escopolamina era administraba junto a la morfina como analgésico en los partos [Montoya, 2013].

El mecanismo de acción de la escopolamina es Antagonizar la acción de la acetilcolina en terminaciones nerviosas colinérgicas postganglionareas, La escopolamina es una amina terciaria y puede cruzar la barrera hematocenfálica, produciendo efectos en el SNC [Montoya, 2013; Velázquez, 2010].

Este trabajo experimental se realizó con el fin de comprobar el efecto analgésico del extracto del floripondio en un modelo animal con un test de formalina. Con la finalidad de conocer como es un modelo experimental y que este conocimiento aporte a nuestra formación como químico farmacéutico biólogo.

Antecedentes.

El floripondio su nombre científico es Datura Suaveolens Humbol pertenece a la familia de las solanáceas, contiene Alcaloides como es la escopolamina, hioscamina, atropina y los variados alcaloides del grupo tropano (Figura 1). Las escopolamina es la que aparece en mayor proporción en las hojas, los tallos y flores contiene un 0.3% de alcaloides, de los cuales el 80% es escopolamina [Hernández, 2003].

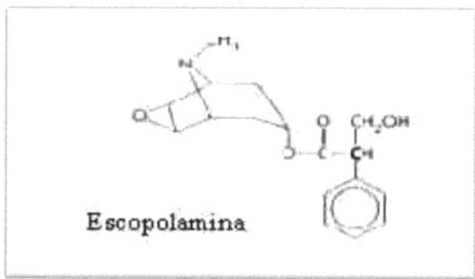

Figura 1. Estructura química de la escopolamina.

Sus efectos terapéuticos son: analgésico, antiespasmódico, antiasmático, narcótico, antiinflamatorio se utiliza en muy pequeñas cantidades para prevenir y tratar el mareo, las náuseas colitis cacona y los vómitos provocados por los diferentes medios de locomoción; por su acción sedante sobre el sistema nervioso central, se usa como antiparkinsoniano, antiespasmódico y como analgésico local; y sirve para provocar dilatación de la pupila en exámenes de fondo de ojo: cabe mencionar que anteriormente la escopolamina era administraba junto a la morfina como analgésico en los partos [Hernández, 2003].

- Dosificación

En los niños, la dosis letal es de 10 mg y en adultos es de 100 mg [Hernández, 2003].

- Escopolamina.

La escopolamina pertenece al grupo de los fármacos antagonistas muscarínicos que son sustancias que inhiben de forma preferente y competitiva los receptores colinérgicos muscarínicos, tanto en células que normalmente reciben inervación colinérgica como en las que no la reciben, pero poseen dicho tipo de receptores. Los receptores muscarínicos localizados en los diversos territorios muestran diferente sensibilidad a la acción bloqueante de un inhibidor [Flores, 2007].

La escopolamina es un alcaloide que se obtiene del procesamiento químico de las plantas del genero Brugmansia, familia de las solanáceas. La escopolamina es polvo fina, cristalino, de color blanco, inodoro y de sabor amargo. Produce antagonismo competitivo de los efectores de acetilcolina en los receptores muscarínico periféricos y centrales. Afecta principalmente el musculo cardiaco, las glándulas exocrinas, el sistema nervioso central y la musculatura lisa. [Flores, 2007]

- Mecanismo de acción de la escopolamina

La escopolamina es un estér orgánico formado por acido aromático y una base orgánica compleja (escopina). Antagoniza la acción de la acetilcolina en terminaciones nerviosas colinérgicas postganglionareas. La escopolamina es una amina terciaria y puede cruzar la barrera hematoencenfálica, produciendo efectos en el SNC. [Bello, 1991; Mendoza, 2008]

- Mecanismo del dolor

El dolor se debe a una estimulación excesiva de los órganos sensoriales cuyo origen puede ser la dilatación exagerada de un órgano, espasmos musculares prolongados, riego sanguíneo insuficiente o presencia de ciertas sustancias químicas en el tejido (Figura 2) [Salas, 2008].

La sensación de dolor es mediada por la liberación de sustancias que estimulan las terminaciones nerviosas, entre ellas la quinina e histamina otras sustancias también involucradas para descartar la nocicepcion son la serotonina, acetilcolina, potasio y las prostaglandinas [Salas, 2008].

Los signos del dolor pueden ser: perdida de la función, temblor, diarrea, respiración acelerada, liberación de secreciones, nauseas, sudoración, escalofrió, mareo, vomito.

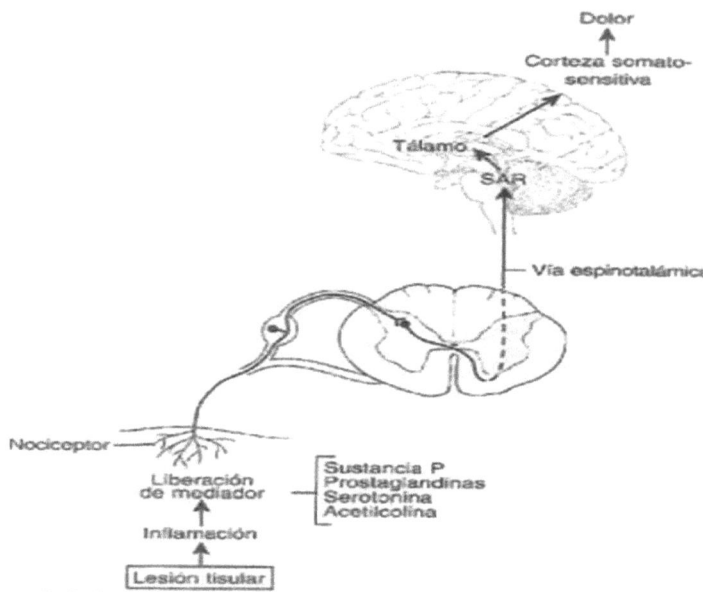

FIG. 2 Mecanismos del dolor agudo. La lesión tisular determina la liberación de mediadores inflamatorios con estimulación resultante de los nociceptores. Los impulsos nociceptivos se transmiten a neuronas del asta dorsal de la médula espinal que a su vez establecen sinapsis con neuronas de segundo orden que cruzan hacia el lado opuesto de la médula espinal y ascienden en el tracto espinotalámico hasta el sistema activador reticular (SAR) y el tálamo. La percepción de la localización y la interpretación del significado del dolor tienen lugar en la corteza somatosensitiva.

• Dolor experimental

El dolor experimental es aquel en el que el estímulo que lo produce es conocido, manipulado y controlado por el investigador en condiciones de

27

laboratorio. El dolor en los animales puede ser estimado solamente por el examen de sus reacciones, pero al mismo tiempo, la existencia de una reacción no significa necesariamente que exista una sensación concomitante. Un estímulo nocivo puede ser definido por su naturaleza física, su sitio de aplicación y por lo que ha ocurrido previamente en el tejido en ese sitio. El teste de formalina es una prueba del dolor tónico con la utilización de inyecciones de agentes algogénicos intradérmicos [Finlay, 2003]. La prueba de formalina desencadena un dolor prolongado de hasta 4 horas de moderada intensidad.

Utilizamos ratas de raza Wistar ya que estas presentan un 85% de similitud genética con el humano, por ello se utilizan en gran preferencia en los ensayos pre-clínicos. [Sousa, 2008]

* Reconocimiento y evaluación del dolor en animales

Para el hombre resulta difícil reconocer la presencia de dolor en los animales, estos no manifiestan explícitamente que sufren dolor, pero además, el comportamiento que presentan puede ser opuesto al que se esperaría en el hombre; la mayoría de las especies de laboratorio demuestran inmovilidad frente al dolor, lo que puede interpretarse erróneamente como un estado de calma por parte del animal. Sólo un dolor intenso, normalmente en el postoperatorio, puede provocar una respuesta evidente en el animal. [Álvarez, 2011]

Los signos clínicos considerados útiles para valorar el dolor incluyen cambios en la actividad, aspecto, temperamento, ingesta, variables fisiológicas o la presencia de vocalizaciones. La mayoría de las especies animales reducen su actividad normal cuando sufren dolor y tienden a quedarse inmóviles en una esquina de su jaula. Cuando se mueven, pueden hacerlo de forma anormal o adoptar posturas extrañas, como tras una laparotomía. La observación de los animales y la familiarización con la conducta habitual, aspecto, características anatómicas y fisiológicas de cada especie, facilitan considerablemente la identificación de alteraciones; el personal técnico que trabaja con los animales puede constituir una valiosa ayuda para el investigador [Álvarez, 2011; Muñoz, 2012].

Los animales que sufren desatienden sus cuidados individuales y presentarán un aspecto desaseado. En la rata es habitual observar un pelaje erizado y secreciones secas rojizas de porfirina alrededor de los ojos y nariz,pero que son secretadas por las glándulas de Harder como respuesta inespecífica al estrés. El dolor puede provocar un temperamento agresivo en los animales previamente sociables, o apático en animales activos. Para reconocer estos cambios, es necesario conocer el temperamento típico de la especie, así como del individuo, en cuyo caso el personal técnico habituado al trato con estos animales puede ser nuevamente de gran ayuda [Álvarez, 2011]

El dolor inhibe o reduce considerablemente la ingesta de agua y alimento, La monitorización de la ingesta diaria facilita la detección de alteraciones en la misma, aunque resulta más sencilla en animales alojados individualmente, especialmente los de mediano tamaño. Un dolor intenso provoca una situación de estrés que puede ir asociada a un aumento de la frecuencia cardíaca y respiratoria. La ventilación puede reducirse considerablemente a causa de dolor en el tórax, posteriormente a la cirugía de esta cavidad. La analgesia general o local puede inhibir esta respuesta. Las modificaciones de la frecuencia cardíaca o el aumento de la presión arterial son más difíciles de determinar porque pueden ser respuestas a la manipulación del animal. Si el dolor es extremo puede provocar un efecto opuesto al de estimulación, caracterizado por fallo circulatorio y choque. La vocalización de los animales frente al dolor, aparece cuando se produce un dolor agudo o puntual, por ejemplo en la inyección de una sustancia. En muchos casos esta respuesta refleja va acompañada del lamido, sacudida o rascado de la zona afectada. Por el contrario, raramente se observan cuando el dolor es crónico, excepto si éste es muy intenso. Debemos tener en cuenta que los roedores vocalizan emitiendo sonidos a frecuencias elevadas e inaudibles para el hombre [Álvarez, 2011; Muñoz, 2012].

- Destilación simple.

Cuando se destila una sustancia pura, se efectúa una destilación simple. Lo que realmente ocurre en este proceso es que se calienta el líquido en un recipiente (un matraz de destilación) hasta que se vaporiza; el vapor pasa a un refrigerante donde se convierte de nuevo en líquido. La destilación simple es aquella que no requiere una columna de fraccionamiento o aquella en la que se separa un material esencialmente puro, ya sea de un componente no volátil o de otro muy minoritario [Dustr and Gokel, 2007].

La destilación simple es una operación unitaria muy utilizada para llevar a cabo separaciones parciales de mezclas con componentes volátiles. Esta operación muestra la importancia de explotar las diferentes propiedades de los componentes que forman una mezcla, ya que de manera sencilla se pueden separar sin tener que recurrir a métodos químicos o físicos más complicados [Zitlalpopoca, 2008].

Métodos y materiales

Primeramente se realizó la extracción primaria pesando 300 gr del floripondio, se pulverizo y tamizo los 300 gr, se comenzó la maceración con 1415 ml de metanol se dejó reposar 2 semanas, después se filtró al vacío y del filtrado obtuvimos un total de 635ml, se dejó evaporar un semana, después con una destilación simple se eliminó el metanol restante, al concluir con esta obtuvimos un total de 37.2 gr de extracto este corresponde a un rendimiento 12.4% de la planta.

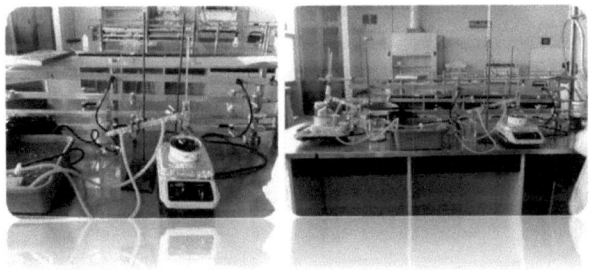

Procedimos a determinar la solubilidad del extracto, para esto en 5 tubos de ensaye agregamos en cada uno 1gr del extracto del floripondio y luego 1ml de metanol en uno, en otro etanol, agua fría, cloroformo y agua caliente (Tabla 1). Con esto se comprobó la solubilidad

solvente	solubilidad
metanol	soluble
etanol	soluble
cloroformo	insoluble
Agua fría	soluble
Agua caliente	Muy soluble

Tabla 1. Prueba de Solubilidad del extracto.

- Marcha Fitoquímica

Luego realizamos las pruebas de detección en este caso una marcha Fitoquímica está para comprobar la presencia de la sustancia activa con efecto analgésico que es la escopolamina que pertenece al grupo de los alcaloides. También detectamos la presencia de otros grupos como los flavonoides, saponina, quininas, leucoantoclanidina y taninos. Para lo cual se procedió de la siguiente manera:

Componentes	Desarrollo	Resultado
Saponinas	0.1 gr del extracto + 1ml de H2O destilada a T.A	Positivo. Color café con 1cm de espuma.
Taninos	0.1gr del extracto + 0.5ml de gelatina sodica; agitar.	Positivo. Color café con turbidez.
Flavonoides	0.1gr del extracto + 1 pizca de limadura de Magnesio + 4 gotas de ac. Clorhídrico []; agitar.	Positivo. Rojo ladrillo.
Quinonas	0.1 gr del extracto + 1ml de H2O2 al 20% + 1ml de H2SO4 al 50%; calentar 4min; agregar 5ml de tolueno; agitar; tomar 2ml y se le agregara 1ml de NaOH AL 5%.	Positivo. Amarillo.

| leucoantoclanidina | 0.1 gr del extracto + 1ml de HCl []; calentar a baño maría hasta que hierva. | 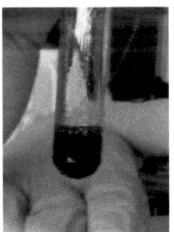 |
| | | Positivo. Color ladrillo. |

- Alcaloides

En 4 tubos de ensaye se agregó un 1gr de extracto de floripondio, y a cada tubo se le puso el reactivo que se indica en las siguiente tabla.

Reactivo	Asagner	Hager	Rieger	Drang
resultado	positivo	positivo	positivo	positivo

Tabla 3. Determinación de alcaloides.

Después como nuestra vía de administración es tópica para lo cual se elaboró un gel con el extracto obtenido de la planta del floripondio. Y se procedió de la siguiente manera:

Se agregaron 100 ml de agua en vaso de precipitado agregando lentamente 2 gr de carbopol esto en constante agitación, se agito hasta obtener una consistencia gelosa, después le agregáramos 3 gotas de trietanolamina y por ultimo agregamos 4gr del extracto de la planta y continuamos agitando hasta una mezcla homogénea semisólida, Quedando un gel con una concentración del 4%.

En un Matraz de aforo de 10ml, agregamos 1.2 ml de formaldehido al 38% y aforamos con agua destilada hasta la marca y agitamos.

Ensayo preclínico

Se utilizó una rata Wistar de 232 gr como modelo animal y para el modelo experimenta se utilizó el test de formalina para dolor inducido.

Primero se marcaron las patas traseras, la pata izquierda la marcamos como control y la derecha donde se aplicara el gel del extracto, a las 11:50 am se inyectaron 30 μl de formalina al 5% en ambas patas traseras vía intramuscular para provocar dolor a la rata y a las 11:51 am se aplicó el gel que contenía el extracto, se observó el comportamiento de la rata durante 2 horas. Por ultimo realizamos la interpretación de nuestros resultados.

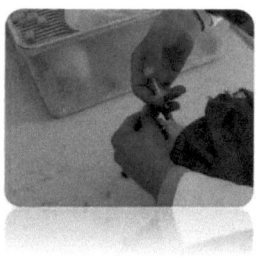 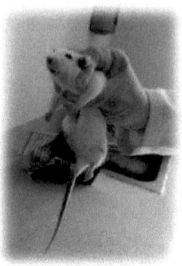 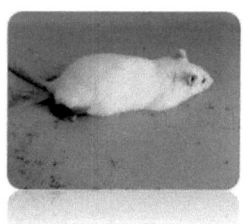

Resultados

Una vez inducido el dolor en ambas patas de la rata se observó un comportamiento alterado, después la pata control (izquierda), a los 2 minutos dio 22 sacudidas y en la pata con el extracto a los 2 minutos se observaron 23 sacudidas, en un transcurso de 15 minutos después, la rata tenía un comportamiento tranquilo, al igual que secreciones nasales y oculares, una respiración acelerada, y perdida de la función, lo cual indicaba que había dolor. A los 25 minutos se observó movilidad en la pata derecha en la que tenía el gel, y en la pata izquierda seguía inmóvil. A los 35 minutos continua con respiración acelerada, y se observa que tiene diarrea, la pata derecha continua teniendo más movilidad, en cambio la izquierda continua con pérdida de función, también se logra observar que se lame la pata izquierda, después de 45 minutos comienza con un temblor momentáneo. A la hora se observa que la pata izquierda va recuperando movilidad, mientras que la derecha tiene gran movilidad, ya no hay secreciones, su respiración se comienza a normalizar, y ya no se observa temblor, aún sigue lamiendo su pata derecha. Conforme transcurría el tiempo observamos que el efecto de la formalina disminuía, recuperando la funcionalidad de ambas patas, por lo tanto el comportamiento de la rata fue mejorando. Transcurrida una hora y media había bastante movilidad de la pata derecha y ya no se lamia, pero aun la pata izquierda no tenía total movilidad. Concluimos con la observación al termino de 2 horas ya que la pata derecha tenia total movilidad y funcionalidad, lo cual se podía interpretar que el gel con el extracto tuvo un efecto analgésico sobre la pata, y la pata izquierda aun no recuperaba su función ya que el efecto de la formalina puede durar hasta 4 horas.

Con estas observaciones interpretarnos que efectivamente el extracto del floripondio tiene un efecto analgésico, aunque no es inmediato.

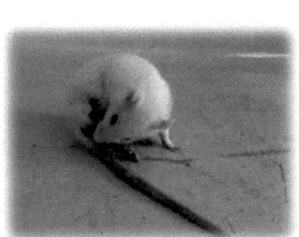 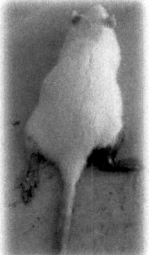 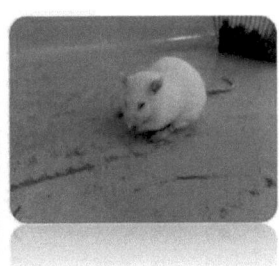

Discusión

Al iniciar nuestro trabajo experimental nuestra hipótesis fue que al obtener un extracto total y trabajar con él, como tal, no obtendríamos el efecto terapéutico deseado ya que al no haber una extracción secundaria la cantidad de alcaloides en especial escopolamina sería   muy poca para alcanzar el efecto analgésico deseado, pero al realizar el ensayo preclínico nos percatamos de que nuestra hipótesis era incorrecta debido a que si se observó un efecto analgésico del floripondio.

A pesar de que nuestro modelo experimental de dolor se basaba en el número de sacudidas de la pata, este no fue el indicativo principal de dolor, sino que también hubo otros, tales como, perdida de la función, diarrea, secreciones nasales, respiración acelerada, secreciones oculares, lamida de la pata.

Nos dimos cuenta que si hubo efecto analgésico ya que en la pata control había pérdida total de la función, mientras que en la pata con el gel del extracto hubo movilidad y funcionalidad, con esto comprobamos que el extracto tenía efecto analgésico sin basarnos en el número de sacudidas de las patas.

Se usó una vía de administración subcutánea haciendo uso de un gel, ya que es una vía de administración con ventajas tales como son: facilidad de elaboración, administración y absorción. Se usó la formulación del gel debido a sus propiedades, ya que es más fácil de penetrar las capas de la piel hasta llegar al musculo y así obtener un efecto analgésico más potente en comparación a la de una pomada.

En el modelo experimental que fue el test de la formalina tuvimos algunas complicaciones ya que la primera vez que se realizó el experimento se utilizó 5 µl de formalina al 0.5%, y al ser administrada a la rata por vía intramuscular no hubo ninguna reacción indicativa de dolor y debido a esto el experimento se realizó nuevamente aumentando la dosis de formalina al 0.5% siendo ahora 15 µl, esperando que ahora la formalina provocara dolor a la rata del cual obtuvimos nuevamente un resultado negativo. Por ello se dedujo que probablemente la concentración de la formalina era muy baja por lo cual se optó por aumentar la concentración de la formalina logarítmicamente al 5% administrando la misma dosis (15µl) y así provocar una reacción dolorosa en la rata; y fue de esta manera que se obtuvieron los resultados positivos pues se logró generar dolor y así comprobar el efecto analgésico de nuestro extracto en la rata.

Conclusión

Se comprobó el efecto terapéutico en el ensayo preclínico que se llevó a cabo con una rata Wistar. Evidenciando el efecto analgésico del extracto del floripondio, el cual contenía escopolamina, a quien se le atribuye el efecto analgésico. A pesar de que si se observó el efecto este no fue inmediato, sino retardado, Por lo tanto el objetivo de este modelo experimental se cumplió.

Bibliografía

- A.G. Zitlalpopoca Soriano, 2008, Destilación Simple, Laboratorio de Procesos de Separación
- Álvarez Gómez I.(2011) Métodos de anestesia, analgesia y eutanasia. Reconocimiento y evaluación del dolor. PP 22-23. [Consulta 19 de mayo 2015]. Disponible en: https://www.unrc.edu.ar/unrc/coedi/docs/guia-anestesia-eutanasia.pdf
- Bello A. Vademecum farmacológico- terapéutico (1991) pp 124-125.
- Finlay J. C. (2003), Rev Cubana Med Milit . Inducción y medición del dolor experimental, FACTORES PSICOLÓGICOS DEL DOLOR Y MÉTODOS PARA SU INVESTIGACIÓN, CUBA.
- Flórez J. y A.M. González (2007). Farmacología humana. Fármacos antagonistas muscarinicos. Pp 229-230, España.
- H.D. Dusrt/ G.W. Gokel. 2007, Química Orgánica Experimental, editorial Reverte, pag 38-39.
- Hernández Salazar G.(2003). Herbolaria mexicana. FLORIPONDIO, PP 78-84. México. http://www.modulomedico.com/sabias_que.php?numnota=106.pdf
- Lorenzo P. Velazquez, Farmacología básica y clínica 18ª edición, ed. Medica Panamericana, sistema nervioso autónomo fármacos antagonistas muscarinicos, 2010. pp 134-135.
- Mendoza Patiño N. (2008). Farmacología médica. Ed. Panamericana. Anticolinergicos. Pp 234. México.
- Montoya L. (2013), la escopolamina, actúa como depresor de las terminaciones nerviosas y del cerebro,[consulta 15 abril 2015] disponible en:

- Muñoz A.L. Dolor agudo y dolor crónico, editorial universitaria, fisiología de la transmisión dolorosa, 2012. pp 16-17.
- Pérez Belmont E. (2012) Archivos de Medicina de Urgencia de México, Plantas tóxicas: Neurotoxicidad por floripondio, pp 119-124, México [consulta 17 mayo 2015] disponible en: http://www.medigraphic.com/pdfs/urgencia/aur-2012/aur123e.pdf
- Porth M. C. fisiopatología, Salud- enfermedad en un enfoque conceptual, 7ma edición, Ed. Panamericana, mecanismo de dolor, pp. 1167-1169.
- Salas Herrera G. (2008) Manejo de Dolor en el Cáncer, Mecanismo de Dolor, Ed. Universidad de Costa Rica, pp 21,   Costa Rica.
- Sousa A. M. (2008), Revista Brasileira de Anestesiología, Efecto analgésico local del tramadol en modelo de dolor provocado por formalina en ratones, Brasil.

CAPITULO IV:

"EFECTO ANTIINFLAMATORIO DEL *Rosmarinus officinalis* EN MODELO ANIMAL"

Yara Stephanie López Reyes
Tania Elizabeth Rodríguez Cortés
Ana Karen Román Ramírez
Noemí Colunga Álvarez
Karina Esparza Garay

Desde años atrás y hasta la actualidad las plantas medicinales han ocupado gran importancia en terapias alternativas y complementarias en varias regiones del mundo. Las plantas con acción medicinal o funcional contienen un elevado número de sustancias o principios activos, con propiedades químicas, bioquímicas u organolépticas, esto da pie a su utilización con fines terapéuticos, aromáticos y dietéticos o gastronómicos. Tal es el caso de la planta de *Rosmarinus officialis* o mejor conocido como romero. El romero pertenece al género *Rosmarinus*, familia de las *Lamiaceae* y su nombre científico es *Rosmarinus officinalis*. Es una planta mediterránea su término se deriva del griego "(rhops y myrinos)" que significa "arbusto marino" por su crecimiento cercano a las costas. (Alonso, 2004)

Generalmente se encuentra de forma silvestre en zonas rocosas y arenosas cercanas al mar pero debido a su adaptabilidad y poca exigencia para cultivarse se reproduce con facilidad en otras zonas. Se puede describir como una planta arbustiva de hojas abundantes casi lineales, gruesas de color verde oscuro, las flores se unen en racimos que crecen en la axila de las hojas, estas flores poseen un color azul violeta, esta planta suele crecer desde 200 cm hasta 3 metros, normalmente se adapta a la mayoría de los suelos aunque ciertamente crece mejor en suelos arenosos y bastante secos, es una planta que requiere del sol, el calor y el aire.

El romero genera una acción tónica y estimulante sobre el sistema nervioso, circulatorio y cardiaco, posee efectos antinflamatorios, además de ser colerético, colagogo, antiespasmódico, diurético, emenagogo y antigodanotrópico (Musa & Chalchat 2008). El romero es una planta rica en principios activos y cumple con un efecto en la mayoría del organismo del cuerpo humano. Al tener un alto contenido de compuestos activos estos se han clasificado en grupos generales como aceites esenciales, flavonoides, ácidos fenólicos y ácidos triterpenicos y alcoholes triterpenicos. (Caribe & Campos 1991, Botsaris 1995, Atti-Santos 2005)

Los dos métodos principales de producción de extractos vegetales son la percolación y la maceración. (CASTILLO., E., MARTÍNEZ, I. 2007)

Maceración: Aquí el material crudo que se va a extraer, es reducido a pedazos de tamaño apropiado, mezclando con el disolvente especifico el cual debe ser compatible y dejado en reposo a temperatura ambiente en un recipiente sellado con o sin ausencia de luz, en un tiempo definido, con frecuente agitación hasta que la materia soluble se disuelva. Al termino del tiempo de reposo la mezcla se filtra, el material insoluble se lava con el mismo disolvente utilizado para la maceración y los filtrados se concentran a la consistencia deseada, bajo presión reducida y temperatura controlada. (SOLÍS., P.)

Percolación: En la percolación el método es parecido a la maceración pero en menor lapso de tiempo. La materia cruda se reduce en pedazos de un tamaño apropiado, si es necesario luego se mezcla íntimamente con una porción con el disolvente especificado y se deja reposar por 15 min. La mezcla se transfiere a un percolador y se añade cantidad suficiente del disolvente especificado para cubrir toda la masa sólida. Se deja que la droga macere 24 horas o durante el tiempo especificado. Si no se lleva a cabo ningún ensayo se deja que la percolación proceda lentamente o a la velocidad especificada agregando de forma gradual una cantidad suficiente de solvente para complementar un volumen de solución de 1000mL. El percolado es concentrado, generalmente por destilación bajo presión reducida, de manera que los constituyentes de interés sean sometidos a la menor cantidad de calor posible. (GENNARO., A 2003)

Como ya sabemos todo tipo de plantas poseen un cierto porcentaje de agua en cada parte u órgano, la mayor cantidad se encuentra entre el fruto, flor y hojas, el porcentaje varía de entre 65% a 90 % de agua. (MUÑOZ., F 1996)

A su vez sabemos que el término "inflamación" deriva del latín inflammare, que significa encender fuego. La inflamación es parte de la respuesta inmune del cuerpo. Es una respuesta fisiopatológica fundamental cuyo objetivo es la eliminación de cualquier estímulo nocivo introducido en el huésped y de reparar el tejido u órgano dañado. Estos estímulos nocivos incluyen agentes causales externos como pueden ser microorganismos, agentes físicos, agentes químicos y agentes causales internos como alteraciones inmunitarias y alteraciones vasculares (GUADARRAMA., B 2006).

Los cuatro signos cardinales de la inflamación fueron descritos por Celsus (30 AC al 38 DC) y son: rubor (coloración roja); tumor (hinchazón); calor y dolor. El calor y rubor se deben a las alteraciones vasculares que determinan una acumulación sanguínea en el foco. El tumor se produce por el edema y acúmulo de células inmunes, mientras que el dolor es producido por la actuación de determinados mediadores sobre las terminaciones nerviosas del dolor. (BORDÉS., R 2011)

Posteriormente Galeno (130-200) añadió un quinto signo: pérdida de función. Los cambios de la microcirculación son inducidos por mediadores químicos. Dependiendo de las características temporales de la inflamación definimos dos tipos de respuesta: inflamación aguda e inflamación crónica (ANEWAY CH, 2003).

Para poder minimizar los procesos inflamatorios se utilizan familias de fármacos con es el caso de los AINES y AIES: Los aines son salicilatos y su derivado ácido acetil salicílico (aspirina) son representante de este grupo de agentes antiinflamatorios. Actúan inhibiendo a la ciclooxigenasa (COX), proteína integrante de las membranas micros males y de la membrana nuclear y en los aies el representante natural es el cortisol, hormona glucocorticoide. Estos agentes antiinflamatorios inhiben la producción de moléculas pro inflamatorias, derivadas del ácido araquidónico vía la inhibición de la fosfolipasa A2, inhiben la activación de moléculas de adhesión ICAM-1, ELAM-1, citosinas IL-1, IL-2, IL-6, IL-8, TNFα, γ-interferón y Factor Estimulante de Colonias (GM-CSF)

En la investigación existen modelos animales los cuales pueden servir de apoyo para poder evidenciar en análisis preclínicos el comportamiento de algún fitofármaco como es el caso del modelo de la formalina esta es un compuesto químico, más específicamente un aldehído (el más simple de ellos) altamente volátil y muy inflamable, de fórmula $H_2C=O$. Se obtiene por oxidación catalítica del alcohol metílico. En condiciones normales de presión y temperatura es un gas incoloro, de un olor penetrante, muy soluble en agua y en ésteres. Las disoluciones acuosas al ~40% se conocen con el nombre de **formol**, que es un líquido incoloro de olor penetrante y sofocante; estas disoluciones pueden contener alcohol metílico como estabilizante. Puede ser comprimido hasta el estado líquido; su punto de ebullición es -21 °C.

Resultados: Se pusieron a secar las hojas la planta de romero toda una semana, ya seca la panta se pulverizo y se pesó 300g de polvo de romero para así agregarle el alcohol lo cual fue 1,200 mml y se dejó reposar por un mes, transcurrido el tiempo se realiza una filtración, la cual se pasa en un matraz bola la mezcla ya filtrada para hacer la extracción del alcohol por el método de destilación.

Marcha fotoquímica: En varios tubo de ensaye se adiciono una porción de muestra más solución Mayer, el cual debería de cambiar a color anaranjado, lo cual nos indicaría la presencia de alcaloides. En el segundo tubo se le agrego solución de drogendorff, la cual también debería de cambiar a color anaranjado para alcaloides. En el tercer tubo fue para la detección de flavonoides el cual debería de cambiar a color marrón con la solución de cloruro de aluminio al 1%. Y en el último tubo fue para los taninos, el cual debería de cambiar a verde obscuro con la solución de cloruro férrico al 1%.

En cuanto a la solubilidad del solvente se utilizó agua fría, caliente y a temperatura ambiente, metanol, cloroformo y acetona. Presentando solubilizarían solamente con los solventes.

Se optó por realizar un gel con el extracto de la planta para poder utilizarlo de vía tópica. El cual se aplicó a la rata utilizando el modelo de la formalina para la inducción del proceso inflamatorio en el cual se administra en las dos patas la formalina (0.5%)(3ul) y se esperó 15 min a que se produjera la inflamación.

Resultados:

De inicio al realizar la marcha Fitoquímica se comprobó que el extracto de romero contiene componentes los cuales le dan la característica de que pueda tener efecto antiinflamatorio. En este estudio se analizó el extracto de romero el cual fue extraído por maceración y posteriormente por destilación. Se ha reportado en la literatura que el romero tiene diversas propiedades ya que es una planta rica en principios activos que ejercen acción en diferentes órganos entre las cuales se encuentran la acción analgésica, antidiarreico, antirreumático, astringente, cicatrizante, diurético y también acción antibacterial.

Se obtuvieron respuestas positivas para diversidad de grupos funcionales y se comprobó la presencia de flavonoides y taninos en el extracto de romero que coinciden con los reportes en la literatura.

Para nuestro trabajo de experimentación se determinó la presencia de los flavonoides y taninos ya que estos son los responsables de aliviar la inflamación, y en nuestro experimento se pretendió demostrar el efecto des inflamatorio del romero, el extracto fue adicionado a una base de gel para ser administrado por vía cutánea a la rata sobre su muslo en el cual se indujo inflamación con la formalina, realizado el experimento se observaron resultados favorables ya que si presento disminución después de habérsele administrado el gel de romero.

Para lo que fue el estudio in vivo se utilizó una rata Wistar con un peso 296 gr. Lo cual fue referente para la aplicación de la formalina al 0.5 %, la cual se aplicó 30 UI en cada una de las patas traseras el control y el que se le aplico el gel de romero previamente preparado de una extracto de la planta, estos se estuvieron midiendo cada 30 minutos aproximadamente.

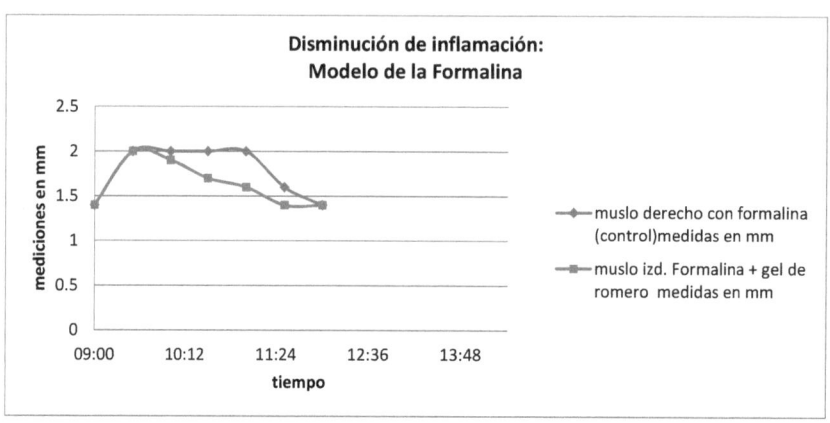

Se observó una disminución más rápida a lo que fue la aplicación del gel de romero que disminuyó en medio hora y lo que fue nuestro control disminuyo hasta las 2 horas con 30 minutos, se pude decir que el gel con el extracto de romero si tiene efectos antiinflamatorios.

Tiempo cada 30 min	Muslo derecho con formalina (control)medidas en mm	Muslo izdo. Formalina + gel de romero medidas en mm
09:00		1.4
09:30	2	2
10:00	2	1.9
10:30	2	1.7
11:00	2	1.6
11:30	1.6	1.4
12:00	1.4	1.4
media	1.79679144	1.59729529
desviación estándar	0.26583203	0.24976179

Conclusión: Los resultados obtenidos nos arrojaron información confirmatoria sobre el efecto antiinflamatorio en este modelo animal. Lo cual podemos concluir que el romero es una planta que tiene una serie de efectos como planta medicinal en la cual al ser estudiada se puede ir observando como en verdad funciona siempre y cuando se realiza un proceso adecuado tomando en cuenta precauciones que debemos tener.

La preparación del gel de romero fue lo más adecuado para su administración ya que penetra más fácil la piel provocando así el efecto des inflamatorio. El proceso desinflamatorio que provoco el romero en la rata fue muy notorio ya que al ser inyectando con formalina presento una inflamación considerable en ambas patas donde en una de ellas se aplicó el gel preparado y así conforme pasaba el tiempo cada 30 min se medía la pata mostrando menos grosor en donde se colocó el gel y donde en ella volvió a su estado y medida normal en menos tiempo a diferencia de la que no tenía nada (control).

Referencias

- Alonso J. Tratado de Fitofarmacos nutracerticos 1 era. Ed Argentina 2004, pp 928, 1034.
- Alonso, J.R. 2004. Tratado de Fitofármacos y Nutracéuticos, 2a. ed., Corpus, Buenos Aires, 545 pp
- Atti-Santos, C., M. Rossato & P. Fernandez. 2005. Physicochemical evaluation of Rosmarinus officinalis L. essential oils. Brazilian Archives of Biology and Technology, :1035-1039
- BORDÉS., R. et al. El Proceso Inflamatorio http://www.uclm.es/ab/enfermeria/revista/numero%204/ pinflamatorio4.htm 2011/11/19
- Botsaris, A.S. 1995. Fitoterapia Chinesa e Plantas Brasileiras. Ícone, São Paulo, 234 pp.
- Caribe, J. & J.M. Campos. 1991. Plantas que ajudam o homem-guia prático para a época atual. Cultrix/Pensamento, São Paulo, 356 pp
- Caribe, J. & J.M. Campos. 1991. Plantas que ajudam o homem-guia prático para a época actual. Cultrix/ Pensamento, São Paulo, 356 pp
- CASTILLO., E., MARTÍNEZ, I. Manual de Fitoterapia., Barcelona – España., Elsevier Masson., 2007., p. 57-63, 69, 79-87
- GENNARO., A. Remington Farmacia., 20 a. ed., Tomo 1., Buenos Aires –Argentina., Ed. Médica Panamericana S.A., 2003., p. 872, 873, 1198
- GUADARRAMA., B. Determinación de la Actividad Antiinflamatoria de dos muestras de Sphaeralcea angustifolia y la interacción del extracto activo con fármacos de uso clínico., Universidad Autónoma Metropolitana Unidad Iztapalapa, División de Ciencias Biológicas y de la salud., D.F. México., TESIS., 2006., p. 11-33, 39-42
- Islamcevic, R. 2007. Determination of major phenolic acids, phenolic diterpenos and triterpenos in rosemary (Rosmarinus officinalis L.) by gas chromatography and mass spectrometry. Acta ChimicSlovenica: 60-67.
- JANEWAY., CH. et al. Inmunología. El sistema inmunitario en condiciones de salud y enfermedad., Madrid - España., Masson., 2003., p. 1233-1256
- LOCK., O. Investigación Fitoquímica: Métodos en el estudio de productos naturales., 2ª.ed., Lima – Perú., Ed. Pontificia Universidad Católica del Perú., 1994., p. 22-28, 72-80, 114-117
- MUÑOZ., F. Plantas Medicinales y Aromáticas: Estudio Cultivo y Proceso.,Madrid-España., Grupo Mundi-Prensa., 1996., p. 15-18, 281-288, 311-318
- Musa, O.M., & J.C. Chalchat. 2008. Chemical composition and antifugal activity of rosemary (Rosmarinus officinalisL.) oil from Turkey. International Journal of Food Science and Nutrition, 59 (7):691-69
- SOLÍS., P. et al. Manual de Caracterización y Análisis de Drogas Vegetales yProductos Fitoterapéuticos. Organización de los Estados Americanos., 2001.,p. 43-68, 77-78, 84-91
- VILLELA., C. Tamizaje Fitoquímico del Fruto del Árbol de la Sapindus Saponaria (Jaboncillo), identificando las principales familias de Metabolitos Secundarios, en muestras provenientes de Cunén, Departamento del Quiché, Guatemala., Universidad de San Carlos de Guatemala, Facultad de Ingeniería, Escuela de Ingeniería Química., Guatemala., TESIS., 2005., p.9-21, 31-37, 55-66, 86-8.
- Winkel-Shirley, B. 2001. "Flavonoid Biosynthesis. A Colorful Model for Genetics, Biochemistry, Cell Biology, and Biotechnology". Plant Physiology 126: 485-493
- Zur Kenntnis des Methylaldehyds", Annalen der Chemie und Pharmacie (Annals of Chemistry and Pharmacy), vol. 145, no. 3, pp. 357–361.

CAPITULO V:

"DETERMINACIÓN DE LA ACTIVIDAD BACTERIANA DEL ACEITE ESCENCIAL DE Rosmarinus officinalis"

Arely Jazmín García Saucedo
María del Rosario Campi acuña
Adrián Méndez Zamarrón

El nombre del romero viene del latín *Ros-marinus* y significa "rocío de mar". Ha desempeñado de largo un papel en el herbalismo europeo y el folklore popular. Como planta del Mediterráneo al Romero lo conocían evidentemente los antiguos y lo que ellos explicaban sobre él lo recogieron después los recetarios medievales, aumentando así de modo considerable las indicaciones. Cuando posteriormente Sebastián Kneipp le dio su bendición, esta planta medicinal dominó en la medicina popular. Las puntillas del romero eran consideradas un encanto del amante, una muestra del recuerdo, y una manera de guardarse de la plaga. Utilizaron Romero para los dolores de cabeza y tópico para la calvicie en la China antigua.

La planta del romero habita en la región mediterránea del Sur de Europa y del Norte de África creciendo espontáneamente o en cultivo, en los suelos calcáreos., también en Asia menor. En las Baleares se encuentra en todas las islas mayores y en la Península sólo falta o escasea en puntos del Norte y el Noroeste, siendo frecuente en las tierras bajas de clima cálido. Actualmente se cultiva en todo el mundo.

En la antigüedad el Romero estaba consagrado a Afrodita la diosa del amor. Era una planta muy apreciada como afrodisíaco. Hombres y mujeres vivían encantados con sus efectos. La planta, de color verde persistente, era un símbolo de la eternidad, de la vida y de la inmortalidad. Estos dos aspectos, "amor e inmortalidad", parece ser el motivo principal de su uso.

El romero es un arbusto perenne, verde, leñoso y muy aromático de hasta 2 metros de altura de la región mediterránea que crece espontáneamente o en cultivo, en los suelos calcáreos. Sus tallos ramificados con hojas rígidas, lineales, lanceoladas, en forma de aguja y de aspecto coriáceas; las recubre una capa de diminutos pelos. Las flores de color azul o violáceo pálidos con los estambres más largos que los pétalos y el labio superior de la corola curvado, pueden ser vistas durante todo el año.

43

Características: El aceite de romero es estimulante, refrescante y vigorizante. Se usa como cardiotónico, muy apropiado para personas con baja presión (hipotensos) ya que aumenta ligeramente la presión sanguínea y la circulación periférica. Mejora los procesos digestivos, es colagogo y regulador de la función intestinal. Muy buen reconstituyente por los efectos que produce sobre el sistema nervioso y circulatorio, siendo recomendado en las astenias y convalecencias. Desde el aspecto mental refuerza la memoria, evita la somnolencia, ayuda a la concentración, lo que lo hace muy adecuado para los niños en el estudio y también para personas mayores, ya que se utiliza para evitar la pérdida de memoria y todos los males relacionados con disfunciones del sistema nervioso: Párkinson, asma, fatiga, palpitaciones nerviosas, etc. Es muy útil par tratar migrañas de origen nervioso, dolores reumáticos, lumbalgias en fricciones y todo lo que se relacione con problemas óseos y musculares. Se emplea también para combatir la alopecia por ser estimulante para el cuero cabelludo.

LUGAR DE ORIGEN: cuenca del mediterráneo, probablemente nativo de Irán. Se encuentra frecuentemente cultivada por sus propiedades medicinales.

CLASIFICACIÓN BOTANICA: Familia *Labiaceae*

USOS HOMEOPATICOS: Es usado para desordenes gastrointestinales

USO PROBADO EN COLOMBIA: antiespasmódico

PARTE DE LA PLANTA APROBADA: Hojas y flores

CONTRAINDICACIONES Y PRECAUCIONES:

- Embarazo y lactancia
- Puede producir dermatitis

En la antigua Grecia los estudiantes llevaban ramilletes de romero en el cabello porque se creía que el romero auxiliaba a la memoria. Las primeras plantas de romero que se sabe llegaron a Inglaterra lo hicieron hacia el 1300, enviadas por la condesa de Hainault a su hermana, reina consorte de Eduardo III. En el siglo XV era una planta de cultivo extendido y se empleaba como sustituto barato del incienso. También se incluía en ciertos tónicos y remedios cotidianos. Este arbusto, originario de Asía Menor y del sur de Europa, tiene hojas coriáceas y verdosas con el envés cubierto de pelillos finos y blancos. Sus flores de color lila se abren a principios de primavera y siguen floreciendo intermitentemente hasta principios de otoño. Cuando crece en condiciones naturales, suele preferir zonas costeras; y esto no es sorprendente, pues por algo su nombre genérico,

Rosmarinus, proviene de las palabras latinas ros (rocío) y *marimis* (marino). El romero seco es de uso común en la cocina y se encuentra sin dificultad ninguna. En muchos viveros y establecimientos de jardinería se venden las plantas vivas en tiestos. El romero ha sido durante mucho tiempo ingrediente adecuado para el agua de colonia y muchos preparados para el cabello. Se hace con él un eficaz remedio contra la caspa que, magnífico acondicionador y tónico del cabello, deja el cabello brillante y con aspecto sano; además puede prepararse en casa. El romero también es bueno para tratamientos faciales al vapor, para echarlo en el agua del baño y para darse friegas en la piel.

Las plantas han sido utilizadas durante miles de años en muchas partes del mundo por sus propiedades nutritivas y medicinales; y aunque su empleo con fines terapéuticos estuvo durante muchos años asociado a ritos mágicos y religiosos, habría que resaltar que esta utilización se basa en el conocimiento de la planta. El origen de la utilización de las esencias y aromas es tan antiguo como la agricultura. Comenzó por una recogida indiferente de plantas, pasando a una recolección selectiva de unas sobre otras, hasta llegar a domesticar las más útiles hasta su extensión a cultivo. Se aprovechan en la industria alimentaria, en el hogar, en medicina y en cosméticos.

En los últimos años se ha estudiado el efecto en la salud de los posibles compuestos bioactivos presentes en las plantas y es posible asegurar que existe más información sobre sus propiedades funcionales, medicinales y/o toxicológicas. Un ejemplo de ello es el romero (*Rosmarinus officinalis L.*), planta rica en principios activos y con acción sobre casi todos los órganos de cuerpo humano. Al tener un alto contenido en aceites esenciales, cuyos ingredientes activos son flavonoides, ácidos fenólicos y principios amargos, genera una acción tónica y estimulante sobre el sistema nervioso, circulatorio y corazón, además de ser colerético, colagogo, antiespasmódico, diurético, emenagogo y antigodanotrópico. Por lo que en los últimos años se han desarrollado una gran cantidad de aportaciones científicas que brindan amplia información de las aplicaciones del romero más allá de sus usos culinarios.

COMPOSICIÓN QUIMICA DEL ROMERO

En la planta se han reportado diversos compuestos químicos los cuales han sido agrupados de manera general por diversos autores en ácidos fenólicos, flavonoides, aceite esencial, ácidos triterpénicos y alcoholes triterpé-nicos.

Diferentes trabajos de investigación afirman que dependiendo del lugar geográfico donde crezcan las plantas bajo condiciones de tipo de suelo, clima y altura sobre el nivel del mar generan diferentes cambios en cantidad y tipos de moléculas bioactivas presentes, por ejemplo las variedades de romero originarias de Portugal se caracterizan por poseer altas cantidades de mirceno, mientras que en Francia es el alcanfor y en Marruecos el cineol los que se encuentran en mayor concentración.

De manera general, la composición química del aceite esencial de romero ha sido descrita en trabajos que indican el tipo de moléculasactivas presentes. Se ha identificado la presencia de α-pineno, β-pineno, canfeno, ésteres terpénicos como el 1,8-cineol, alcanfor, linalol, verbinol, terpineol, carnosol, rosmanol, isorosmanol, 3-octanona, isobanil-acetato y β-cariofileno; los ácidos vanílico, caféico, clorogénico, rosmarínico, carnósico, ursólico,oleanólico, butilínico, betulínico, betulina,β-amirina, borneol, y acetato de bornilo.

Actividad antibacteriana

El extracto de hoja de *R. officinalis* afecta a la membrana celular de las bacterias, la actividad citotóxica afecta directamente a la fase mitótica de las bacterias Gram positivas y Gram negativas. Por destacar, Escherichia coli, Listeria monocytogenes, Salmonella spp. y S. *aureus*, estos microorganismos son susceptibles a los componentes del extracto de romero, en cuyo extracto prevalecen el ácido caféico, ácido rosmarínico, carnosol, ácido carnosólico y flavonoides. También se obtuvieron extracto de hoja de romero y se comprobó su actividad contra bacterias Gram positivas: *S. aureus*, y *B. cereus*, y bacterias Gram negativas: E. coli, Pseudomonas aeruginosa) y antifúngica: Candida albicans.

La complejidad de las comunidades de microorganismos es el resultado de un sin número de interacciones microbianas. Algunas son nutricionales como proveer ácido paraaminobenzoico, el *Streptococcus sanguis* para el *Streptococcus mutans* en ambiente reductor; el aporte de vitamina K por varios microorganismos para *Prevotella melaninogenicus* que a su vez produce sustrato para el *Campylobacter sputorum*. Las espiroquetas dependen de varios factores producidas por otras tantas bacterias, lo que quizá indica porqué estos microorganismos sólo pueden establecerse en los surcos gingivales después de que el resto de la flora normal se ha desarrollado.

OPERACIONALIZACION DE VARIABLES				
VARIABLE	**Indicador**	**Instrumento**	**Escala**	**Fuente**
VI 1: Extracto etanólico de *Rosmarinus officinalis* **(romero)**	Concentración del extracto de *Rosmarinus officinalis* (romero)	Técnica para la obtención del extracto de *Rosmarinus officinalis* (romero)	25 mg/ml 50 mg/ml 75 mg/ml	Hojas de *Rosmarinus officinalis* (romero)
VI 2: Flora bacteriana saliva	Crecimiento bacteriano	Cultivo en Agar Tripticasa Soya	Si No	Saliva de pacientes de la clínica odontológica de la UNMSM
VD: Efectividad antibacteriana	Medida de los halos de inhibición del crecimiento	Técnica por método de difusión en discos	Valores dados en milímetros de diámetro	Placas Petri con cultivos bacterianos

EFECTO	FORMA DE UTILIZACIÓN
Actividad antibacteriana	Aceite esencial
Actividad antiviral	Extractos etanólico y acuosos
Actividad antiparasitaria	Extractos hidroetanolicos
Actividad antioxidante	Extracto acuoso
Actividad en el sistema nervioso central	Aceite esencial
Mejorador de memoria	Extracto acuoso
Inhibición de neurotransmisores	Extractos hidroetanolicos
Acción antiinflamatoria	Aceite esencial
Acción diurética	Extracto acuoso
Regulación de ácidos grasos	Extracto acuoso
Anticonceptivo	Extracto de hojas

PARTE II PREPARACIÓN PARA EXTRACCIÓN

LAVADO: Para preparar nuestra extracción primeramente tenemos que lavar muy bien las hojas de romero con cuidado de perderla menor cantidad posible de hojas. Se lavaron directo con agua potable.

SECADO: Posteriormente después de haber lavado nuestro romero este debe permanecer completamente seco puesto que para nuestros siguientes pasos se necesita. Se extendieron las hojas en una superficie plana usando como base de secado papel traza para su secado.

SEPARACIÓN: En este paso se separaron las hojas de romero del talle únicamente recolectando las hojas.

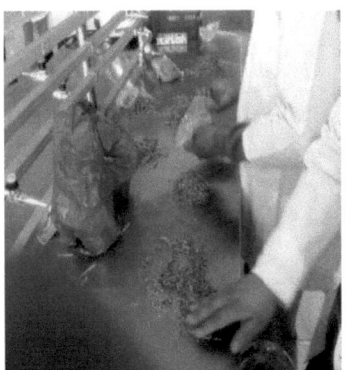 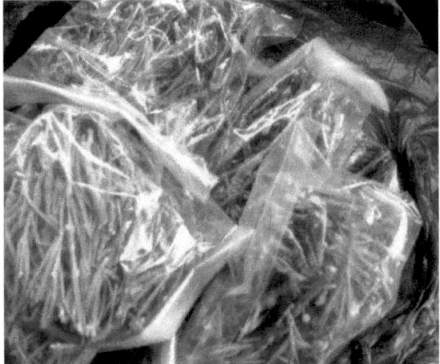

PULVERIZACIÓN: Para pulverizar nuestras hojas de romero se solicito al encargado de laboratorio un molinex , colador y 2 vasos de precipitado. Se pulverizo el total de hojas de romero posteriormente secas recabando un total de 400 gr suficientes para nuestra maceracion.

PARTE III EXTRACCIÓN PRIMARIA

MACERACIÓN: En este paso utilizamos un contenedor grande de plastico, para enseguida almacenar nuestros 400 gr de hojas de romero ya pulverizadas. Se utilizó alcohol del 76% puro (1L). Se agitó constantemente a diario resguardado en un lugar obscuro donde permaneció por mas de 40 días .

FILTRACIÓN: En este paso fue filtrando el extracto liquido contenido en la mezcla. Se solicito un matraz kitasato, embudo y papel filtro.

Lo obtenido fue una modica cantidad de dicha mezcla ya mencionada obteniendo la escencia del romero como tal .

DESTILACIÓN: En este paso obtenemos el alcohol que se destila, se recupero una gran cantidad, se requirieron tres sesiones paulatinamente para que se destilara en su totalidad , obteniendo asi el extracto puro de hojas de romero.

Se solicitaron los siguientes materiales:

- Matraz de fondo redondo
- Cabeza de destilacion
- Adaptador del termometro
- Termometro
- Refrigerante recto
- Cola de destilacion
- columna "Vigreaux"
- Vaso de ppt de 500 ml para recolectar lo destilado
- Plancha
- 2 mangueras

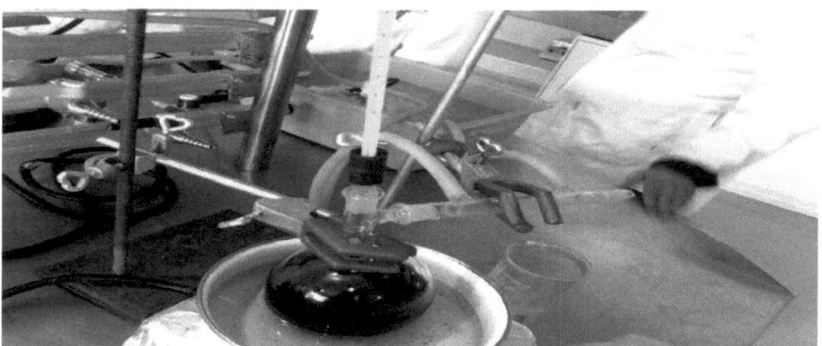

Para despues de haber obtenido el extracto de romero este se puso en un frasco de vidrio vacio, el cual tubo un peso de 82gr estando vacio y con un peso de 91.5674gr ya con el extracto dentro esto se hizo para poder obtener el valor real de nuestro extracto final el cual fue de 9.5674gr de extracto de romero.

PARTE IV .PRUEBAS DE DETECCION

PRUEBAS DE SOLUBILIDAD: Realizamos esta técnica para determinar la solubilidad el extracto. En la siguiente tabla se muestran, los resultado y las soluciones requeridas.

	SOLUBLE	INSOLUBLE
AGUA CALIENTE		✕
AGUA FRIA		✕
CLOROFORMO	✕	
ACETONA	✕	
METANOL		✕
AGUA T.A		✕

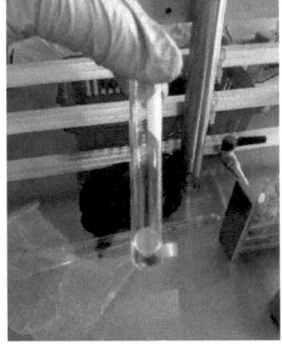
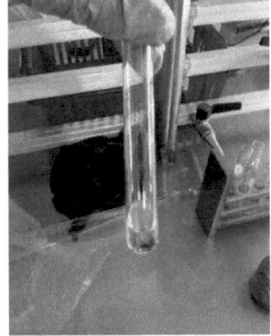

AGUA CALIENTE   AGUA FRIA

PRUEBA MARCHA FITOQUIMICA: Desarrollamos una serie de métodos para la detección preliminar de los diferentes constituyentes químicos, basados en la extracción de estos como solventes apropiados y a su vez la aplicación de pruebas de coloración.

El análisis fitoquímico tiene como objetivo determinarlos metabolitos secundarios presentes en la especie vegetal un ejemplo de este en plantas medicinales, para ello se aplicó una serie de técnicas de extracción, separación, purificación y determinación estructural, como ejemplo lo mostramos en nuestra siguiente tabla

Saponinas: En esta prueba se realizó saponinas son un grupo de glucósidos solubles en agua, que tienen la propiedad de hemolizar la sangre y disminuir la tensión superficial del agua, formando espuma abundante. Las saponinas por hidrólisis se desdoblan en carbohidratos y una aglicona llamada sapogenina.

Taninos: Los taninos son productos de excreción de muchas plantas, involucrados en mecanismos de defensa de las mismas, contra organismos parásitos. Se encuentran más comúnmente en hojas, ramas y debajo de la corteza. Químicamente los taninos son polímeros de polifenoles, sustancias con alto peso molecular (comprendido entre 500 a 3000), se clasifican en: Taninos Hidrosolubles o Pirogálicos: Son ésteres fácilmente hidrolizables formados por una molécula de azúcar (en general glucosa) unida a un número variable de moléculas de ácidos fenólicos (ácido gálico o su dímero, el ácido elágico). Son comunes de observar en plantas Dicotiledóneas.

Alcaloides: Los alcaloides son sustancias básicas que contienen nitrógeno en un anillo heterocíclico, son derivados de aminoácidos, presentan distribución taxonómica limitada y se encuentran en plantas superiores como sales de un ácido orgánico.

Obtuvimos los siguientes resultados como se muestra en la siguiente tabla:

	COLOR
ALCALOIDES(reactivo de meller) (REACTIVO D.)	AMARILLO ×
	MARRON ×
FLAVONOIDES(virutas de mg)	MARRON ×
TANINOS	VERDE ×

BIOENSAYO: Los bioensayos son unas de las alternativas utilizadas para la investigación de compuestos o extractos con actividad antimicrobiana. La efectividad de los fungicidas es determinada inicialmente en experimentos *"in vitro"*. Con este objetivo, han sido desarrolladas varias pruebas para evaluar la utilidad práctica de estos compuestos, en el control de enfermedades producidas por bacterias.

Para este bioensayo solicitamos la colaboración de un docente externo perteneciente al área de bacteriología médica, para la realización, preparación, incubación, determinación y finalización de este.

REPARACIÓN DE DILUCIONES
-Se realizaron diferentes concentraciones (1:10,1:100,1:1000)

-para la de 1:10 (se colocaron 1grs /9ml de agua destilada)

-y de ahí partimos para las dos siguientes.

PREPARACIÓN DE CALDO NUTRITIVO: El medio de cultivo utilizado con propósitos generales para el desarrollo de microorganismos con escasos requerimientos nutricionales. La etiqueta nos marcaba 8 gr de agar por 1 litro de agua destilada, utilizando 0.08 grs de agar por cada 10ml de agua destilada, se procede a incubar durante 24 hrs a 37°. Se retiró de incubación verificando que efectivamente había turbidez y presencia de bacterias. Preparamos el medio esterilizando el área con benzal y mechero encendido, en seguida sembramos cada una de las bacterias con asa sobre en cajas por separado marcando nuestras cajas en tres partes iguales. Colocando 3 aros de inhibición con concentraciones de 1:10 1:100 1:1000. En ambas cajas. Lo llevamos a incubación de 48 hrs a 37°.

RESULTADOS: Al finalizar nuestro tiempo de incubación precedimos a evaluar nuestros resultados, aquí se evaluó la actividad bacteriana y se determinó la concentración inhibitoria mínima del aceite esencial de las hojas de romero, dando así resultados en bacterias *gram* negativas (E.coli), crecimiento de la bacteria en nuestro cultivo pero dando negativo a la inhibición de la bacteria mientras tanto en bacteria *gram* positiva (S.aureus), no hubo inhibición igualmente, se realizaron diluciones de diferentes concentraciones de nuestro extracto para ver así un mejor resultado obteniendo un resultado negativo a nuestra prueba.

DISCUSION: Hay algunas razones por las cuales el extracto de romero no funciono y estas se derivan de la forma en que teníamos que tener nuestras cantidades ya que para que se tenga una buena cantidad de extracto o de aceite esencia se necesita de tener una enorme cantidad de planta.

Otra de las razones por las cuales no se pudo llegar a un resultado positivo es de la manera en que pudo haber sido causado porque al realizar la extracción por arrastre de vapor, dicho extracto pudo haber perdido sus propiedades, por lo que se sugiere una extracción en frio o con solventes polares y/o no polares que arrastren los metabolitos secundarios presentes en la planta ya que de esta manera se podrían arrojar otros resultados por lo que se sugiere modificar algunas de las variables.

CONCLUSION: Concluimos que no tiene efecto antimicrobiano el extracto, o posiblemente las bacterias son resistentes. Otra de nuestras conclusiones fue que quizá falto concentración de extracto, una mejor extracción o simplemente el efecto antimicrobiano no fue directo en bacterias si no que potencia la respuesta inmunológica. El aceite esencial de romero no tiene actividad antimicrobiana en las cepas de *E.coli* y *S. aureus*. La baja sensibilidad del aceite esencial pudo ser causada porque muchos aceites pierden sus propiedades al calentarse, por lo que sería conveniente realizar la extracción del aceite con una destilación en frio. También podrían extraerse algunos metabolitos secundarios por polaridad, utilizando solventes polares y no polares. Se sugiere realizar la extracción del aceite esencial en frio, para verificar su eficacia sobre las cepas utilizadas.

BIBLIOGRAFIAS:

- Plantas medicinales. BOTANICA DE INTERES MEDICO, Maria Cristina Arango Mejia Ciencia y Mar 2011 R. Avila Sosa, Revista UMAR
- Plantas medicinales aprobadas en colombia pag 222.
- Diccionario de plantas medicinales. ISBN: 978-84-941386-1-4. Autor: José Antonio Sánchez. Ed. Ta-BooK.
- López González, G. Guía de los árboles y arbustos de la Península Ibérica y Baleares. Edición Mundi-Prensa.
- Consejo General de Colegios Oficiales de Farmacéuticos. Catálogo de plantas medicinales, Colección Consejo Plus 2009. CGCOF. Madrid, 2009. ISBN 2910010541388.
- Farmacopea universal pag 91. A.J.L Jourdan

CAPITULO VI:

"EFECTO BACTERICIDA DEL EXTRACTO TOTAL CON ACETATO DE ETILO DE *Annona muricata* CONTRA BACTERIAS GRAM POSITIVAS Y GRAM NEGATIVAS EN RATA".

Carolina Catillo Guerrero
Alexandra González Ulloa
José Guadalupe López Sandoval

Las plantas han sido empleadas con propósitos curativos desde tiempos inmemoriales. En los últimos años se ha incrementado de forma considerable su uso como "terapia alternativa" en el tratamiento de diferentes padecimientos (Núñez, 1975). Se estima que el 80% de la población mundial depende de los remedios herbolarios tradicionales y que al menos 35000 especies vegetales presentan potencial para uso medicinal (Annan y Houghton, 2008).

Dentro de las plantas con uso terapéutico se encuentra *Annona muricata* (guanábana), se conoce como anona de México, graviola, anona de la india, mole y en el ecuador se clasifica de acuerdo con su sabor como semi-acida, semi-dulce y dulce. Es originaria de las regiones tropicales de Sudamérica y fue una de los primeros árboles frutales americanos introducidos al viejo mundo.

Las propiedades medicinales de la graviola son las siguientes: antibacteriano, antitumoral, anticancerígeno, antiparasitario, corrector de desórdenes del hígado, antiespasmódico, estomático, astringente, citotóxico, febrífugo, hipotensor (combate la hipertensión), insecticida, pesticida, sedativo, vasodilatador, vermífugo.

Genero *Annonaceae*.

Las *Annonaceae* son una familia de árboles, se encuentra en la mayoría de las zonas tropicales de América y, aunque no nativo de Brasil, se cultiva ampliamente en las regiones del norte y del noreste del país, se encuentra principalmente en alturas menores de 2000 m. Esta familia cuenta con 1 30 géneros y se calcula que hay cerca de 2.300 especies en el mundo, distribuidas por las zonas tropicales de América, África, Indochina y Malasia.
Annona muricata y sus nombres comunes en México son:

Zapote de viejas (Rep.Mex.); Cabeza de negro (Oax., Jal.) ; Catuch, Catucho (Jal.); Guanábana (Yuc., Chis., Oax.); Polvox, Tak-ob (l. maya, Yuc.); Caduts-at (l. popoluca, Ver.); Xunáipill (l. mixe, Oax.); Llama de Tehuantepec (Oax.).
Esta tiene sinónimos como lo es, *Annona bonplandiana* Kunth ; *Annona cearensis* Barb. Rodr. ; *Annona macrocarpa* Wercklé *Annona muricata* var. *borinquensis* Morales ; *Guanabanus muricatus* M. Gómez.

Descripción botánica.

Es un árbol tropical típico con frutas comestibles en forma de corazón y ampliamente distribuida en la mayoría de los países tropicales. Se caracteriza por tener una corteza externa que se desprende en tiras y una corteza interna que es reticulada; sus hojas son alternas, simples, enteras, finas o coriáceas, deciduas o persistentes y sin estípulas; las flores son bisexuales, con frecuencia en tonos de color café y amarillo, solitarias o en racimos, compuestas de 3 sépalos y 6 pétalos, generalmente el cáliz es tubular; los estambres son numerosos, aglomerados, con filamentos carnosos portando anteras largas y espirales; las semillas son grandes, brillantes y algunas veces con arilos.

Hábitat y ubicación.

Normalmente crece en climas cálidos y húmedos, en suelos con buen drenaje, el suelo es arenoso, limoso, arcilloso, arenisca, negro, rendzina con caliza, café-oscuro pedregoso, oscuro arcilloso. Se desarrolla en un pH ligeramente ácido de 5.5 a 6.5. Prospera en acahuales, selva media, claros de bosque, cafetales y a lo largo de caminos. Crece en suelos derivados de material calizo o ígneo y metamórfico.

Usos etnomedicinales.

La pulpa de la guanábana está constituida principalmente por agua; además proporciona sales minerales, potasio, fósforo, hierro, calcio, lípidos, tiene un alto valor calórico debido a la presencia de hidratos de carbono; además es rica en vitamina C y provitamina A, así como de vitamina B.

La pulpa de la fruta puede consumirse en jugo o en agua y suele ser diurética, las hojas se pueden consumir en té al igual que la corteza del árbol, las semillas pulverizadas sirven como repelente de insectos untándoselas en la piel, el agua de las hojas de la guanábana también está indicado contra los piojos, es muy importante tener en cuenta que la guanábana a pesar de tener un sabor agradable, no por ello debe consumirse demasiada. En estudios recientes se ha demostrado que la *Annona muricata* posee efecto bactericida contra algunas especies bacterianas tales como *S. Aureus, E.coli, Salmonella* entre otras. A continuación se muestra en la siguiente tabla la evaluación del efecto bactericida del extracto de dicha planta con base de etanol contra un extracto a base de agua.

Tabla .Comparación entre extracto acuoso y etanólico de *annona muricata* como bactericida.

Extracto	Volumen µL/disco	Diámetro del halo de inhibición (mm)						
		SA	VC	SAL	EC1	EC2	EC3	EC4
A base de agua	50	14	17	-	-	-	8	-
	100	14	18	-	-	-	8	-
	150	15	19	-	-	-	9	-
	200	16	23	-	-	-	10	-
A base de etanol	50	-	-	-	-	-	-	-
	100	-	-	-	-	-	-	-
	150	-	-	-	-	-	-	-
	200	-	-	-	-	-	-	-

* -; no actividad; SA (*Staphylococcus aureus*); VC (*Vibrio cholerae*); SAL (*Salmonella* Enteritidis); EC1 (*Escherichia coli* -pez); EC2 (*E. coli* - carón); EC3 (*E. coli* -rio); EC4 (*E. coli* - lago).

Compuestos fitoquímico: Los flavonoides son un grupo de metabolitos que son ampliamente distribuidos en plantas. La actividad antioxidante de muchos flavonoides tales como quercetina, luteolina, y catequinas es mayor que la de algunos compuestos, por ejemplo, vitaminas C y E, y β-carotene13. Además, los flavonoides tales como apigenina y luteolina son activos contra resistente a la meticilina Staphylococcus. Los flavonoides son los compuestos químicos responsables del efecto antibacteriano.

Por ser una de las annonaceas ampliamente estudiadas, se han aislado metabolitos como alcaloides, ácidos grasos, amidas y acetogeninas, tanto de la corteza, como de las semillas, el tallo y las hojas.

Las acetogeninas de las anonáceas son sustancias cerosas que resultan de la combinación de ácidos grasos de cadena larga (C32 ó C34) con una unidad de 2-propanol en el carbono 2 para formar una lactona terminal (dicha lactona queda al inicio de la cadena).Las acetogeninas, derivados de la larga cadena de ácidos grasos existente tienen acción directa sobre las mitocondrias, el ATP, el Aparato Reticular de Golgi, las membranas y plasma celular de las células cancerosas destruyéndolas selectivamente sin dañar las células y tejidos sanos, además contienen Bullatacin, Betasitosterol, Sitosterol, Campesterol, Ácido Mirístico, Ácido Esteárico, Stigmasterol, Aminoácidos, Vitaminas y Minerales que actúan a nivel enzimático y molecular.

Estudio fitoquimico de Annona muricata

NOMBRE DEL COMPUESTO	TIPO DE COMPUESTO	FUENTE	ACTIVIDAD BIOLÓGICA REPORTADA
Cis-annonacina	Acetogenina	Semillas	Citotóxica
Annomuricin E	Acetogenina	Hoja	Citotóxica
Cohibina	Acetogenina	Semillas	Citotóxica
Acetogenina	Acetogenina	Semillas	----------
Ácido butanoico	Aceite	Semillas	----------
Javoricina	Acetogenina	Semillas	Citotóxica
Motecristin	Precursor de Acetogenina	Raíz	----------
Cis-solamin	Acetogenina	Raíz	Citotóxica
Acetogenina	Acetogenina	Semilla	Citotóxica
Annopentocina	Acetogenina	Hojas	Citotóxica
Longicin	Acetogenina	Semillas	Citotóxica
Annomutacin	Acetogenina	Hoja	Citotóxica

Estudios preclínicos.

El estudio de las plantas medicinales consta de diferentes pasos en su etapa preclínica como:
a) Selección de las plantas a investigar.
b) Identificación botánica correcta
c) Características fotoquímicas
d) Estudios farmacológicos y toxicológicos (Sánchez *et al.*, 2000).

Los estudios preclínicos constan de un programa diseñado para evaluar la eficacia y seguridad de compuestos seleccionados con el objetivo de crear medicamentos. Este programa está sujeto a cambios, basados en el progreso del conocimiento científico y se adapta a distintos intereses de la comunidad científica de la industria farmacéutica y de las autoridades regulatoria.

Los estudios de toxicidad tienen como objetivos:
a) Establecer los efectos tóxicos en diferentes especies de animales.
b) Anticipar posibles efectos tóxicos en el hombre.
c) Decidir si el nuevo fármaco es seguro para su experimentación clínica.

Los estudios de carcinogénesis determinan si la exposición prolongada al fármaco problema promueve la aparición de tumores por afectar factores de crecimiento o activar oncogenes. El objetivo fue determinar el efecto antibacteriano de *la Annona muricata* en E. Aureus. E. Faicalis, E. Coli Salmonella. Y como objetivos específicos: 1) Determinar la presencia de flavonoides en extracto de acetato de etilo de *Annona muricata*. 2) Determinar la presencia de alcaloides en extracto de acetato de etilo de *Annona muricata*. 3) Realizar un antibiograma utilizando el extracto de la Annona muricata a distintas concentraciones, experimentando si hay o no halo de inhibición bacteriana en E. Aureus, E Faicalis, E. Coli y Salmonella. 4) Comparar los resultados obtenidos del extracto de acetato de etilo de *Annona muricata* con los resultados registrados de extracto de etanol de *Annona muricata*.

Dicho estudio se pretende realizar, debido a que la bibliografía registrada para extracto de *Annona muricata* se señala que por medio de extracto etanólico como solvente orgánico se pueden obtener distintos flavonoides que tienen un efecto antibacteriano, por lo que se decidió realizar un estudio para determinar si el extracto de acetato de etilo pudiera tener el mismo efecto, ya que a pesar de ser también un solvente orgánico pudiera tener polaridad destina al etanol, y por ende tener la capacidad de extraer diferentes compuestos.

Se persiguió la idea de que quizá algunos de los compuestos de la *Annona muricata* extraídos con acetato de etilo, pudieran tener algún efecto antibacteriano, en bacterias gram + y gram - por lo que se decidió realizar un antibiograma de dicha hipótesis es correcto.

Con el propósito de poner en práctica los conocimientos que estamos adquiriendo gradualmente en la Universidad Autónoma de Zacatecas en el programa Químico Farmacéutico Biólogo en la asignatura de química medicinal. Nos surgió la iniciativa de investigar las propiedades curativas de varias plantas medicinales. Después de hacer un análisis minucioso nos decidimos a experimentar con una especien en particular: la *Annona muricata*. El planteamiento para decidirnos por esta especie fue el siguiente: los extractos de la Annona muricata utilizando etanol y agua como solventes, logran extraer compuestos flavonoides, alcaloides, saponinas, terpenpoides, lactonas, taninos, fenoles, fitoesteroles. Por lo que decidimos realizar la extracción utilizando un solvente orgánico diferente y elegimos el acetato de etilo. Una vez realizada la extracción con acetato de etilo, nuestra pregunta sería: ¿el extracto tendría efectos bactericidas?, por lo que nos dispusimos a aplicar el extracto en colonias de algunas bacterias gramm positivas y unas gramm negativas y realizar un antibiograma para ver si el extracto tendría algún efecto bactericida, tal como lo fue con los flavonoides y alcaloides obtenidos con la extracción etanólica, metanólica y con agua.

Se utilizaron cuatro cepas de distintas bacterias, staphylococcus aureus, enterococcus faicalis, escherichia coli y salmonella que fueron cultivadas en agar de agar Mueller Hinged por el método de estría cruzada y sometiéndolo a una temperatura de 37° C para su almacén y reproducción. Para determinar el efecto bactericida de la *Annona muricata* se toman 4 distintos tipos de cepas staphylococcus aureus, enterococcus faicalis, escherichia coli, salmonella. El control negativo servirá como indicador para la observación de la variable proliferativa bacteriana es decir el crecimiento bacteriano y esto se hará con agua inyectable. Para el control positivo se utilizaran sensidiscos en los cuales ya se ha establecido el tipo de inhibición que se tiene contra bacterias gram + y gram -. La exposición de los agentes bactericidas se realiza por medio de sencidiscos.

El extracto de acetato de etilo de *Annona muricata* se realizaron distintas diluciones 1:10, 1:50, 1:100 y 1:100 y estas se impregnaron en discos que fueron cortados de un papel filtro de poro grueso

Grupos experimentales y tratamientos para probar la eficacia del extracto de acetato de etilo de *Annona muricata*.

Caja	Cepa Bacteriana	Disco inhibitorio	Dosis
1	E. Faicalis	Control + Para gram +	
2	S. Aureus	Control + Para gram +	Las indicadas según el cuadro 2
4	Salmonella	Control + Para gram -	
3	E. Coli	Control + Para gram -	
5	E. Faicalis	Extractos y Control -	Agua inyectable y disolución del extracto 1:10, 1:50, 1:100 y 1:100
6	S. Aureus	Extractos y Control -	
7	Salmonella	Extractos y Control -	
8	E. Coli	Extractos y Control -	

La extracción del extracto etanolito de Annona muricata: Se realizó de manera primaria una pulverización las hojas secas de la planta en una licuadora, retirando previamente el nervio medial y el peciolo, hasta obtener un polvo fino. En seguida el polvo se puso a macerar durante una semana en un frasco color ámbar en el solvente orgánico de acetato de etilo tomando en cuenta que este es un compuesto muy volátil se agregó un volumen considerable y se realizó por dos etapas poniendo un volumen promedio del doble más del peso de la planta, es decir ya que la planta peso 63.2 gr. Se le añadió un volumen de 120 ml de acetato de etilo y el macerado se filtró al día siguiente, agregando nuevamente un volumen de 120 ml y dejándolo en reposo a una temperatura de 5°C en un refrigerador para evitar una rápida evaporación y de esta manera obtener una mayor concentración de extracto de la planta para un mejor análisis.

Ya que el filtrado se llevó a cabo de manera adecuada por medio de gasas para evitar que la planta salga en grandes cantidades, se realiza la destilación para extraer el acetato de etilo que aún está presente en el extracto para de esta manera tener un extracto puro y con los componentes que se pretenden obtener. Una vez terminada la destilación y debido a que no se logró extraer todo el acetato de etilo se coloca la pasta del extracto de *Annona muricata* en una estufa previamente calentada a 50 ° C para tratar de evaporar la mayor cantidad de acetato de etilo posible, esto se realiza aproximadamente durante 1 hora y 20 minutos.

Teniendo el extracto total de la planta se pesó el vaso y después se lavó para poder obtener el peso total de la planta aforando el extracto total en un matraz volumétrico de 50 ml con alcohol debido a que el extracto no es soluble en agua y teniendo un peso de extracto total de 69 mg y un volumen total se determinó que la concentración obtenida fue de 1.38 mg/ml. Determinada la concentración final del extracto, se realizaron distintas diluciones 1:10, 1:50, 1:100, y 1:1000 para impregnar discos de papel filtro de poro grueso que fueron cortados previamente y que se dejaron en exposición al solvente durante 10 minutos.

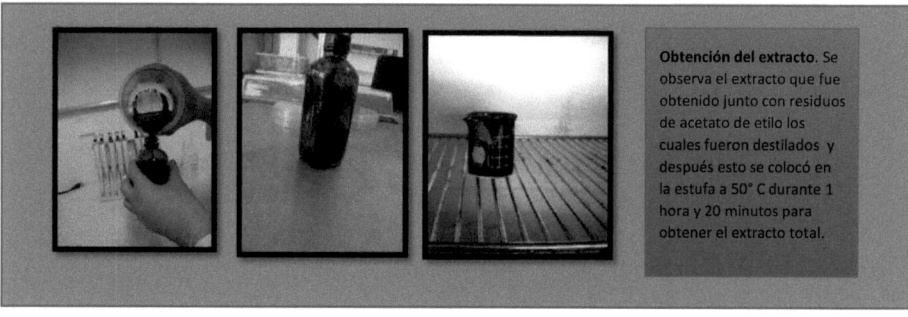

Obtención del extracto. Se observa el extracto que fue obtenido junto con residuos de acetato de etilo los cuales fueron destilados y después esto se colocó en la estufa a 50° C durante 1 hora y 20 minutos para obtener el extracto total.

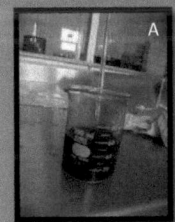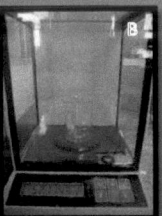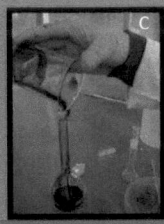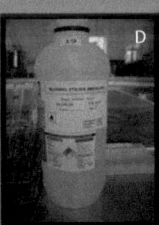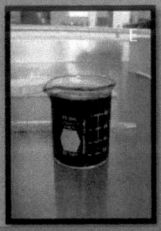

Dilución del extracto. En esta figura se presenta paso a paso lo que se realizó para obtener el extracto total de *Annona muricata* por medio de un extracto de acetato de etilo. En la imagen A se observa el extracto seco total que se encuentra adherido en las paredes del vaso el cual se debe pesar, en la imagen B se observa el pesado del vaso vacío para obtener el peso total del extracto total, en la imagen C se observa la dilución realizada en un matraz de 50 ml y en la imagen D se observa el etanol absoluto que se utilizó para realizar las diluciones y en la imagen E se observa la primera dilución obtenida

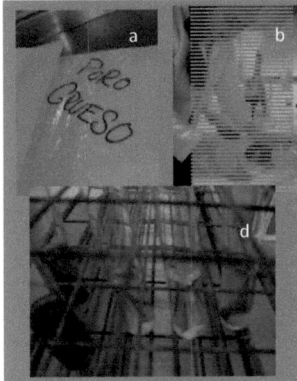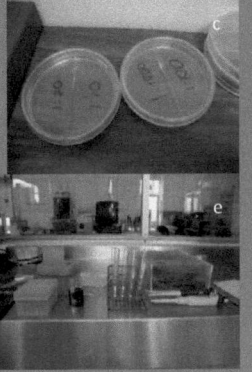

Fijación de discos de inhibición del extracto. En estas imágenes a y b se observa el papel filtro utilizado y la forma del corte, en el inciso c se observan las concentraciones que se obtendrán del extracto en el inciso d se observa la adherencia de los discos de papel filtro con el extracto a distintas concentraciones y en el inciso e se observan los materiales utilizados para realizar esta parte

Pruebas fotoquímicas: Estas pruebas fueron realizadas para la detección de alcaloides y flavonoides que son las moléculas de interés debido a su capacidad bactericida. Para esta determinación se realizó un en sayo en el cual se colocó para la detección de flavonoides, esteres y metil-esteroles, 1 ml de la muestra del extracto total sin disolución (es decir la que se en cuenta a una concentración de - 1:1) y se le agrego un trozo de Mg Y 5 gotas de HCl concentrado, esperando obtener un color naranja, rojo o violeta. Debido a que estos compuestos no están presentes no hubo cambio de coloración. Para la determinación de alcaloides se utilizó reactivo de Hunwer y reactivo de Wagner con una la dilución del extracto 1:100, los cuales al encontrar la presencia de alcaloides en el medio cambian a una coloración marrón debido a que no están presentes compuestos alcaloides. Cuando se valoró la presencia de esteroles se colocó 1 ml de anhídrido acético y 1 ml de cloroformo con la muestra diluida 1:10, se puso en el congelador hasta que alcanzo una temperatura de 0°C se le agregó 1 gota de H_2SO_4 se esperó un viraje de azul de inmediato, verde a los 15 min, rojo a los 20 min y amarillo a los 60 min. En los resultados obtenidos en esta prueba hubo un Cambio de coloración a los 15 min y esto nos indica que si hay esteroles presentes.

La última determinación fue de Metil-esteroles y para esta se colocó 1ml de cloroformo, 1 ml de ácido sulfúrico concentrado a 1 ml del extracto con concentración 1:10, se esperó una coloración amarilla para la obtención de chalcohinas, roja o azul para quinonas y rojo purpura para saponinas. Se obtuvo un resultado de una coloración azul en la superficie y un precipitado y color amarillo en el fondo, que nos indica que hay presencia de chalcohinas y quinonas.

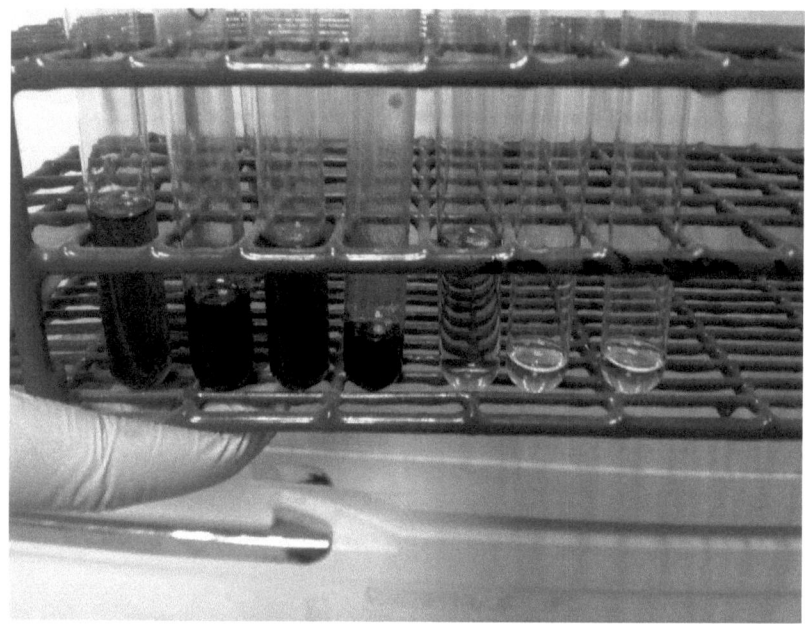

Detección de algunos compuestos por medio de marcha Fitoquímica en extracto de acetato de etilo de *annona muricata*.

Efecto antibacteriano: Para este método se inocularon cuatro bacterias dos gram positivas (S. Aureus y E. faicalis), y dos bacterias gram negativas que son (E. Coli y salmonella) esto se llevó a cabo en el laboratorio de microbiología de la Universidad Autónoma de Zacatecas C. UAZ SSXXI. Se cultivaron las Cepas de bacterias en un caldo nutritivo y se dejaron incubar 24 hr. A 37°C en un horno, para una posterior siembra en un medio selectivo específico para gram positivo y gram negativo. Utilizando como medio selectivo para gram – MacConkey y para gram + manitol agar salado esto para determinar si efectivamente el medio de cultivo que se sembro en el caldo nutritivo presenta la bacteria que queremos estudiar. De la misma forma las bacterias fueron sembradas en cajas para la identificación de antibacterianos del extracto de *Annona muricata* en acetato de etilo con los discos previamente ya con el extracto y los sencidiscos control que se muestran en las tablas.

Sensidiscos gram +

Fármaco	Concentración
Ampicilina	10 mdc
Cefalotina	30 mcg
Cefotaxima	30 mcg
Ceftazidina	30 mcg
Dicloxacilina	30 mcg
Eritromicina	1 mcg
Gentamicina	15 mcg
Pefloxacina	5 mcg
Penicilina	10 U
Tetraciclina	30 mcg
Trimetroprim	25 mcg
silfametoxazol	IUD

Sensidiscos gram +

Fármaco	Concentración
Amikacina	30 µg
Ampicilina	10 µg
Carbenicilina	100 µg
Cefalotina	30 µg
Cefotaxima	30 µg
Ceftriaxona	30 µg
Cloranfenicol	10 µg
Gentamicina	30 µg
Netilmicina	300 µg
Nitrofurantoina	5 µg
Pefloxacina	5 µg
Trimetroprim	25 µg
silfametoxazol	IUD

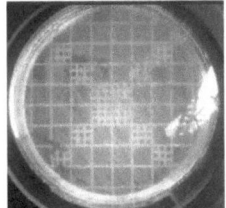
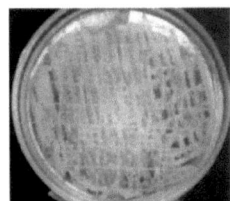
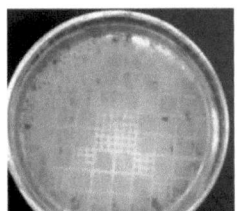

Efaicalis en medio   **E. coli en medio de cultivo**   **S. aureus en cultivo selectivo**

PERSPECTIVAS: Con el experimento previamente realizado, observamos que el extracto que se elaboró a base de acetato de etilo, no es el adecuado para medir el efecto antibacteriano en las bacterias propuestas por la literatura con un extracto etílico y acuoso, pero se pueden realizar estudios en otras bacterias tanto gram positivas como gram negativas con características que las diferencien a las utilizadas en este experimento, o incluso podríamos hablar de experimentar con algunas sepas de virus, hongos, levaduras en las que pueda tener un efecto positivo y por lo tanto inhibirlas. Esto gracias a las características fotoquímicas que tiene con presencia de metilesteroles y esteroles.

Si se llegase a obtener resultados positivos con la experimentación en distintos microorganismos podríamos empezar a plantear una hipótesis para comenzar a experimentar en seres humano enfermos, en pocas palabras comenzaríamos con una fase clínica de experimentación.

DISCUSIÓN: No se obtuvo ningún compuesto diferente a los extraídos con etanol y agua a pesar de haber utilizado un solvente orgánico diferente como lo es el acetato de etilo, el cual tiene características o magnitudes de polaridad diferentes al etanol y al agua. En el experimento que realizamos los compuestos extraídos fueron esteroles y metil –esteroles, compuestos que ya habían sido extraídos anteriormente de Annona muricata. Sería recomendable realizar varias pruebas fitoquímicas adicionales con el objetivo de identificar todos los compuestos extraídos con acetato de etilo. El resultado de las pruebas microbiológicas nos determinó que los compuestos que extrajimos no tuvieron efecto bactericida en las especies bacterianas que utilizamos, ya que no se presentó halo de inhibición en el antibiograma. Como utilizamos solo especies bacterianas para el estudio (algunas gramm positivas y algunas gramm negativas), no tuvimos efecto debido a que el extracto que obtuvimos no tenía flavonoides ni alcaloides, compuestos a los que se le atribuyen las propiedades bactericidas, creemos pertinente realizar nuevas pruebas microbicidas pero ahora utilizando microorganismos diferentes tales como hongos y protozoarios, esto con el fin de determinar si en estos microorganismos el extracto tiene efecto microbicida, en caso de que sí tuviera efecto, sería recomendable r ealizar la purificación de los compuestos extraídos y realizar nuevamente las pruebas microbiológicas para ver el efecto que tiene cada sustancia por separado.

CONCLUSIONES: De acuerdo con los resultados obtenidos y reportados de la experimentación del extracto a base de acetato de etilo en la planta conocida científicamente como *Annona muricata* (guanábana*)*, no es el método adecuado para medir las cepas de bacterias elegidas para la investigación, ya que los compuestos fitoquímicos responsables de la inhibición del crecimiento bacteriano se perdieron durante el tratamiento de la planta con el solvente orgánico ya mencionado. Existe información publicada con anterioridad que demuestra que el extracto a base de agua de la respectiva planta, efectivamente contiene cierto grado de inhibición, pero cabe resaltar que nunca se había experimentado con este solvente orgánico y por lo tanto tampoco podemos descartarlo hasta no experimentar con otros microorganismos como hongos levaduras o virus, y verificar o descartar definitivamente si tiene algún efecto o no, como inhibidor del crecimiento de microorganismos.

Bibliografía

- Hernández Herrero G, Gonzales Moreno A, Zaragoza F y colaboradores. 2010. Capítulo 14 "ciclo de vida de los medicamentos" en Tratado de Medicina Farmacéutica; 181p. Ed. Médica Panamericana.
- http://app1.semarnat.gob.mx/dgeia/glosario/definiciones_A
- http://es.thefreedictionary.com/
- http://www.cancer.gov/espanol/publicaciones/diccionario?cdrid=350252
- https://books.google.com.mx/books?id=EcV-AQAAQBAJ&pg=PA63&dq=pruebas+de+genotoxicidad&hl=es&sa=X&ei=WhIUVceyCMzdsAWupIHQAw&ved=0CBoQ6AEwADgK#v=onepage&q=pruebas%20de%20genotoxicidad&f=true
- Malinalli. Herbolaria médica. Nutrición y medicamentos herbarios.
- Patiño Mendoza N. 2008. Farmacología médica. 139-144p. Ed. Médica Panamericana.
- Phytochemical acreening, anti-oxidant activity and in vitroanticancer potential of ethanolic and water leaves exteracts of Annona muricaata (Graviola). Gavamukulya Y[1]. Abou – Elella F[2], Wamunyocoli F[3], AEI – Shemy H[4]. Asian Pacific Journal of Tropical Medicine. September 2014, Vol 7: S355 –S 356, doi: 10.1016/S1995 -7645 (14) 60258-3
- Synergistic interactions amony flavonpoids and acetorgenins in Graviola (Annona muricata) leaves confer protection against prostate cancer. Yang C[1], Gundala S R[1], Mukkavill R[2], Vangla S[3], Reid MD[4], Aneja R[5]. Oxford Journal
- Tropical plant database.grabiola. www.rain tree.com/grabiola.htm#VWMLWk9_Oko
- Xochitl. Medic,propiedades naturales y medicinales de la guanábana o Annona muricata L. julio 2009. www.tlahui.com/medic/medic29/guanabana.htm

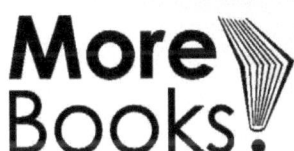
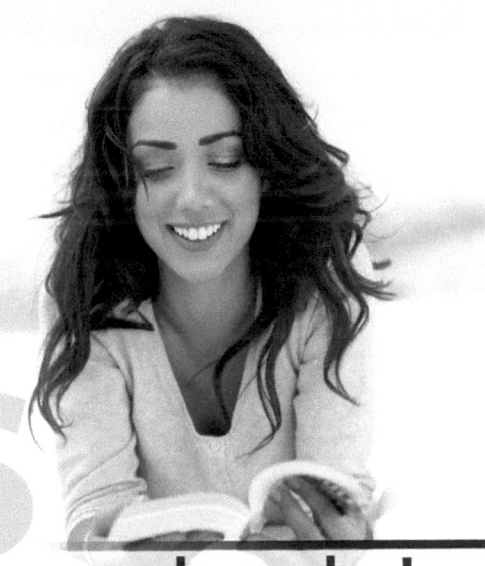
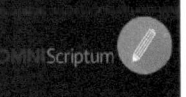